不安、ストレスが消える
心の鍛え方

マインドフルネス入門

日本マインドフルネス精神療法協会代表
大田健次郎

清流出版

はじめに

イライラやうつうつ、さらに怒りなどの感情は非常にやっかいなものです。日常生活の中で誰もが抱く感情ですが、あまり長くこうした感情を抱えていると、身体にも心にもいい影響はありません。

ですが、私たちはしばしば、こうしたマイナスの感情に振り回されがちです。また、過大なストレスや不安にさらされることの多い現代社会では、うつ病や不安障害を抱える方も多くいらっしゃいます。

悩みや苦悩は人それぞれですが、多くの場合、対人関係に起因するものです。あるいは、家庭や職場などの環境の要素も考えられるでしょう。

相手や環境を変えるのは容易なことではありません。うつ病などの患者さんが多いのは社会環境に原因あると考え、社会環境の改善を考えることも必要なことですが、それは非常に難しく時間がかかることでもあります。

現代社会に生きる私たちにとって大事なことは、まず自分自身をよく見つめて、目の前の現実に集中することです。相手や環境を変えるのではなく、自分自身が現実世界との関わりを踏まえながら変わっていくことです。さまざまな出来事に対する心の反応パターンを変えていくのです。

そのための心の技法が、マインドフルネスです。欧米では、マインドフルネスを基盤にしたいくつかのマインドフルネス心理療法が、うつ病や不安障害などの心の病の改善に大きな効果を発揮しています。世界的に注目されている、心を穏やかに保つための技法と言えるでしょう。

本書では、日本で開発されたマインドフルネス心理療法をご紹介します。自分自身を好きになって、毎日を心穏やかに過ごしたいすべての人に向けてマインドフルネスの基本と、呼吸法や瞑想法などの技法について執筆します。

イライラ、うつうつしがちだったり、怒りをコントロールすることが苦手だったり、落ち込みが激しくて自分に自信が持てない方などに読んでいただき、実際に呼吸法や瞑想法を試してみていただきたいと思います。

同時に、うつ病の予防や再発防止にも役立つ内容になっています。

老若男女を問わず、厳しいストレスを乗り越える心を向上させるマインドフルネス。マインドフルネスを学び、実践して、自分でも知らなかった素敵な自分に出会いましょう。

大田健次郎

2014年6月吉日

マインドフルネス入門　もくじ

2章　「欲・怒り」を乗り越えるために　53

3章　心を平穏に保ち、病を予防するマインドフルネス

4章　より深くマインドフルネスを理解するために　145

〇装幀・デザイン　松永大輔
〇イラスト　池畠裕美

1章

イライラ、うつうつはどこからくるのか

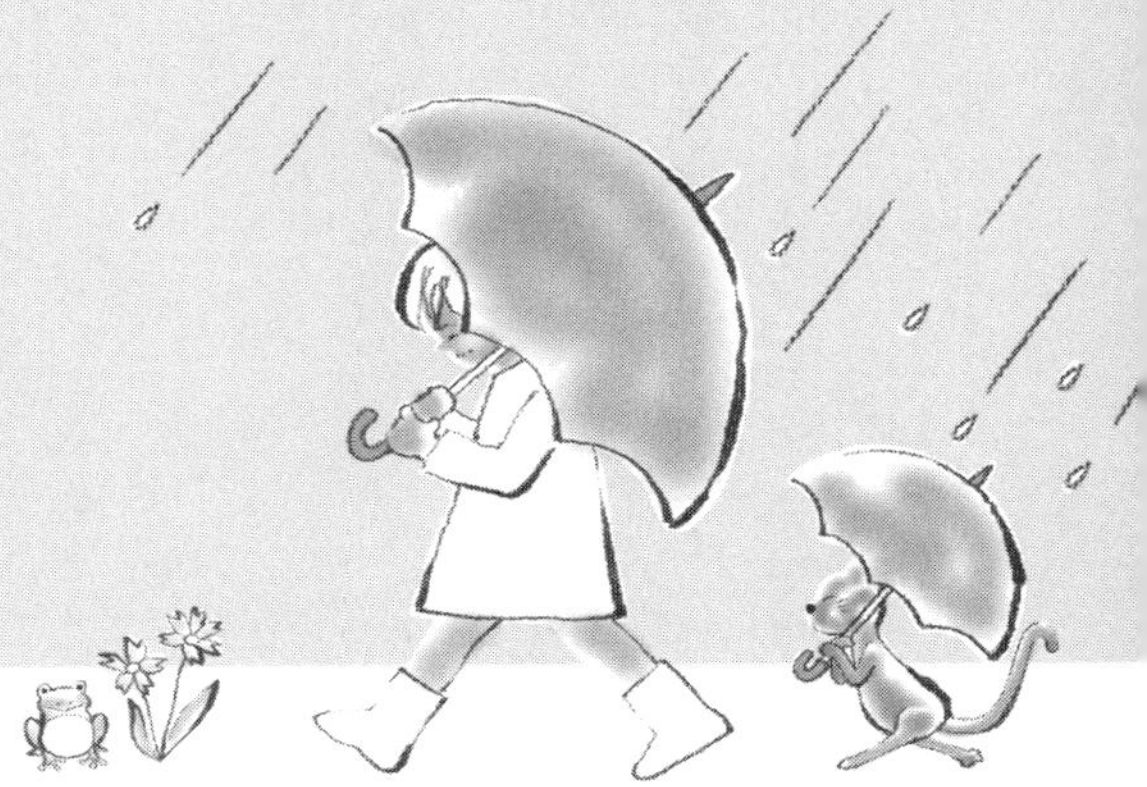

「ものの見方」が現実を歪める

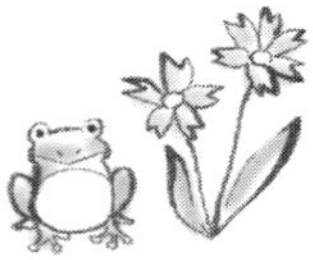

現実は人それぞれに違って見える?

私たちは、この世界に生まれて、この世界の中で生きていきます。

ただし、その環境は人によって違います。環境によって、生きてきた経歴、体験は変わり、それはものの見方に影響します。

たとえば、「好き嫌い」は人それぞれに違います。この好き嫌いによって、経験することや人との出会いも変わってきます。見ること、考えること、体験すること、感情、欲求、みな違います。そうして、すべての人が個性的な人格となっていくのです。

人は生きていく過程で、独特のフィルター(ものの見方)を持ちます。その個人に特有のものの見方をするようになります。同じ対象をある人は好み、あるいは嫌悪し、不安に、あるいは喜びに満ちて見ます。

ものごとは、すべての人に同じように受け止められるわけではなく、同じものごとでもその人の持つフィルターによって、違って見えているのです。

たとえば、電車に乗るのが楽しい人がいれば怖い人もいます。温泉を心地よく感じる人もいれば心地よく感じない人もいます。有名な俳優を好きな人もいれば嫌いな人もいます。

こんな例があります。30代後半のある方が結婚の案内状を高校の同級生に出しました。それを見た既婚者のAさんはわがことのように喜びました。でも、結婚願望はあるものの、独身のBさんは自身と引き比べてひどく落ち込みました。

人は、自分の過去のすべてを背負って、今のものごとを見るのです。

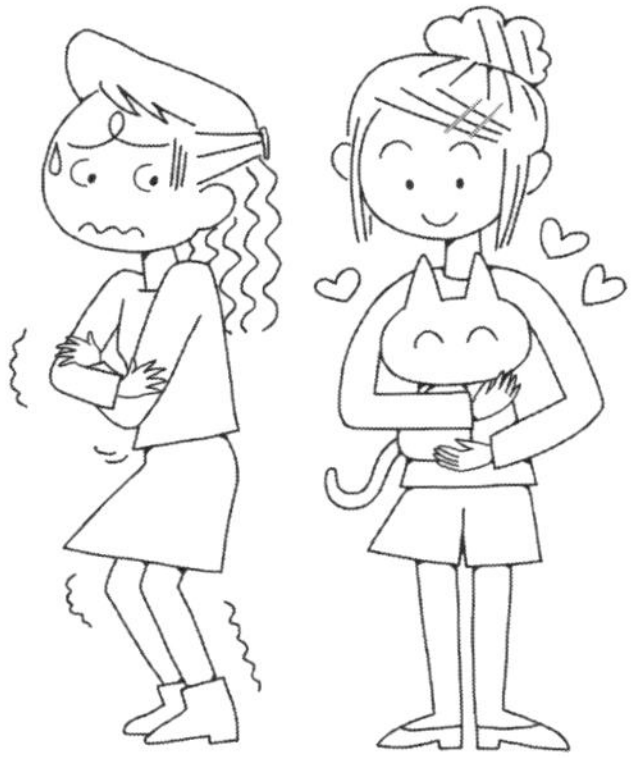

人は自らの経験によって出来上がった「色眼鏡」でものごとを見るので、事実を「ありのまま」に見ることは難しいわけです。

「ありのまま」に現実を受け入れられますか？

自分自身をどうとらえるかによっても、現実の世界の見え方、すなわち、人生において起きてくる出来事のとらえ方が違ってきます。

身体的、心理的な面のみの〝平面的な〟自分（肉体と感情のみの自分）だけを想定すると、世界は自分とは無関係に、別に外にあると見るようになりがちです。もし、自分がつらい状況にある場合には、外の世界は自分をおびやかす世界、苦しめる世界に見えるでしょう。

しかし、V・E・フランクル［※1］や西田幾多郎［※2］らは、自己とは身体、心理だけの平面的なものではないと言っています。

人の心は何層かの階層に分かれています。身体的な階層、心理的な階層が表面にあ

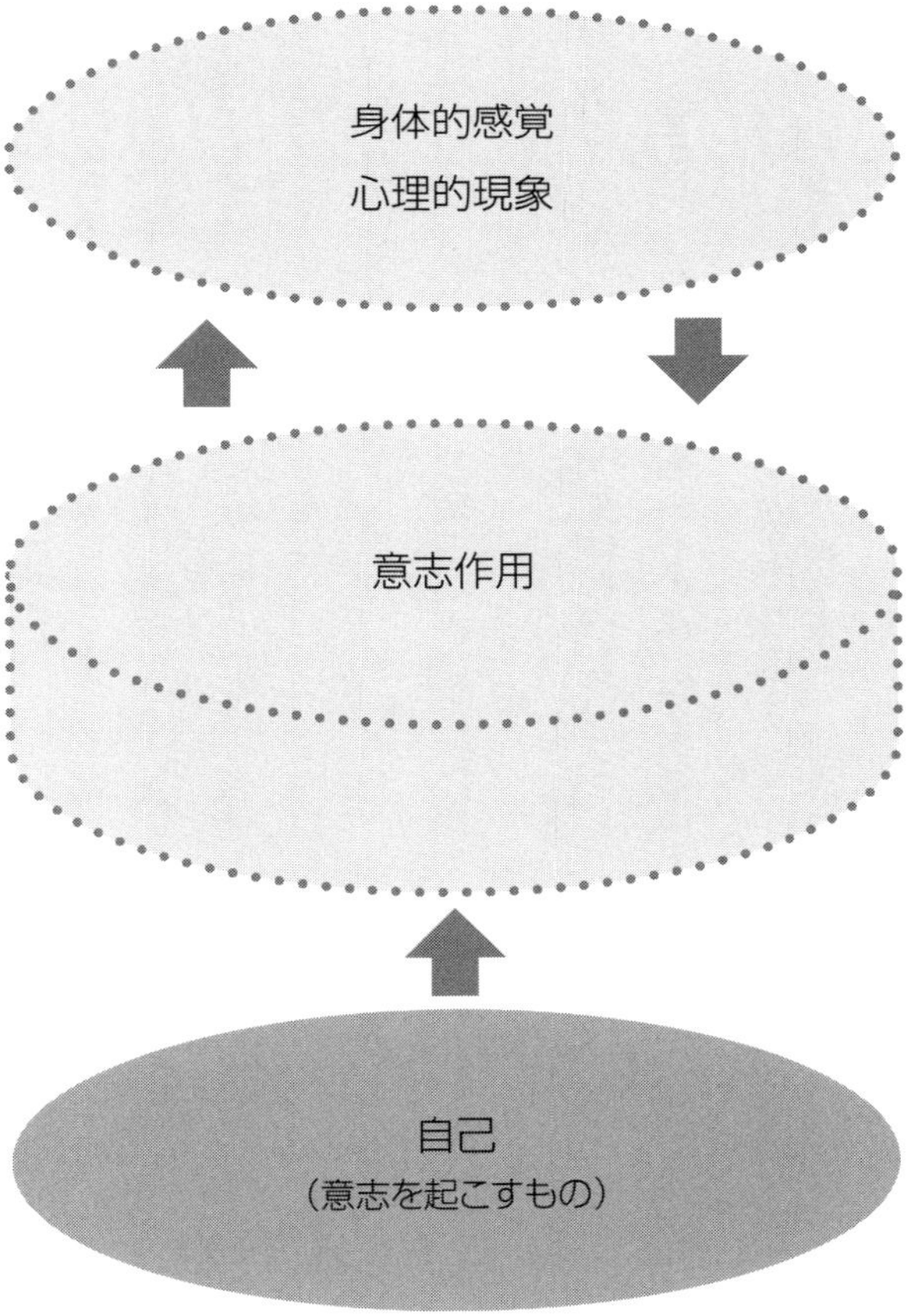

図 1-1　心の階層

ります。ここでの葛藤を繰返すのが人間だと、一般的には思われているかもしれません。

ですが、それだけのものではないのです。人間は、身体的苦悩があっても、心理的な状況が苦しい場合でも、それに対抗する「意志」を持っています。

身体的・心理的につらい状況も、それに伴う苦悩も、人智を超えたさまざまな要因によって起きる必然的な、やむを得ないものと達観して受け入れることができます。そして衝動的な思考や行動をとらずに、その状況の中でよく世界を見渡して、自分のできることを探して、家族や社会のために行動に移すことができます。

これが「意志作用」です。

重要なのは、自分は「作用」ではないということです。作用を起こす者、意志する者です。自己は、意志作用を包み心の奥底にあるのです。

人間の心は身体的なもの、心理的なもの、意志作用的なもの、すべてを受け入れる容器のようです。

その容器は、たとえるならば工場のようです。中には製造装置（作用）があり、製造する人（自己）がいます。外からは製造装置も働く人も見えません。しかし、次々に製品は出てきます。

さまざまな心の動きは、容器（工場）の中で作られた製品のようです。時には苦悩やつらい症状も現われるのですが、容器（工場）は常にびくともしないであり続けます。

現実は、自分の思い通りにはならないものです。しかし、意志的な自己を自覚して生きるならば、世界の見え方はよりポジティブなものに変わり得ます。ありのままの現実を、必然のものとして受け入れることは大変難しいことですが、マインドフルネスを理解し、自分の思考を洞察し、後述する呼吸法などを実践すれば可能になるでしょう。

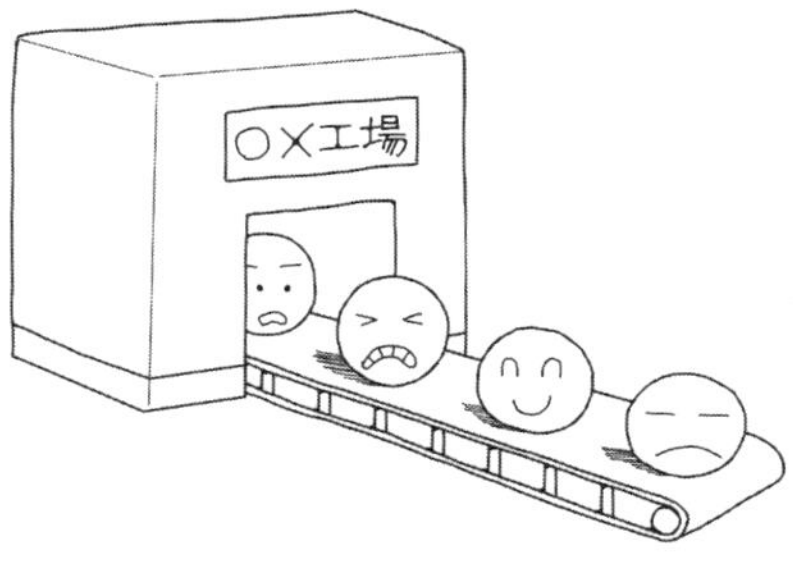

長い人生には困難な状況がしばしば起きるもの。ですから、現実を乗り越えていく、意志的でしなやかな精神を持つことはとても大切です。

注

※1　ヴィクトール・エミール・フランクル（1905～1997年）
オーストリアの精神科医・心理学者。アドラー、フロイトに師事。人生の意味を見出すことで、心の病を治す「ロゴセラピー」という心理療法の創始者。強制収容所の体験を綴った『夜と霧』でも知られる。

※2　西田幾多郎（1870～1945年）
日本を代表する哲学者。近代哲学を基礎としながら、仏教思想や西洋哲学を融合しようとした。「純粋経験論」「自覚論」「場所的論理」「絶対矛盾的自己同一論」などに発展。彼の哲学体系は、西田哲学と呼ばれる。

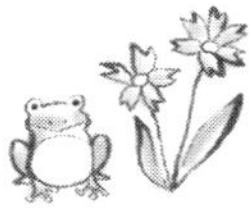

マインドフルネスとは何か？

第3世代の認知行動療法

マインドフルネスについて、その定義や歴史など、詳細は3章に書きます。

ここでは、簡単にマインドフルネスとは何か、ということについて触れます。一言で申し上げれば、**マインドフルネスはその語義通り、「大事なことに心を向ける」ということです。ものの見方やその技法です。**

心の病の改善にも活用されており、その場合は「マインドフルネス心理療法」あるいは「マインドフルネス精神療法」といいます。これは認知行動療法という心理療法の1種で、第3世代の認知行動療法と呼ばれています。

欧米ではすでに多くの研究や臨床に活かされていますが、残念ながら日本では、まだあまり普及していません。

私たちの心は、日々、現実世界のさまざまな出来事に影響されます。また、身体的な痛みや刺激、さらに過去の記憶などがよみがえってきて、心を振り回すことがあります。

楽しい出来事もあれば、つらい出来事もあるのですが、特につらい出来事に遭遇したとき、心は大きく乱れて、つらい思考や感情が湧き起り、自分自身や他者を傷つけるような行動や思考を繰り返すことがあります。

マインドフルネスは、自分の心を冷静に見つめます。そして、離れてしまいがちな現実世界と自分自身をつないでいくものです。この心のエクササイズを繰り返していくことで、マイナスの思考の連鎖を断ち切り、衝動的な行動を抑制して、日々健やかに穏やかに生きていくことを目指します。

自己洞察瞑想療法（SIMT）とは

かつて私自身がうつ病で苦しんだとき、その改善のためにマインドフルネス心理療法のベースとなる坐禅に取り組みました。そして、うつ病を治すことができたのです。その方法を体系化し、多くのうつ病に悩む方の援助ができないかと思い、研究を重ねました。

マインドフルネスそのものは、種類も多岐にわたり、欧米で創られたものですから日本人にはものごとの考え方、生活習慣や文化的側面に合わない部分もあります。そこで、坐禅の修行を続けながら、西田幾多郎の西田哲学や、うつ病の脳神経生理学の研究成果を応用してまとめたのが、自己洞察瞑想療法（SIMT：Self Insight Meditation Therapy）です。

実際に、20年以上にわたって、うつ症状で悩む方の改善や、うつ病の再発予防などに大きな成果を上げてきました。

言葉と思考が苦しみを生む

言葉は苦しみの増幅装置？

「生きることは辛いものじゃが、生きておる方がなんぼよいことか」と田宮虎彦の小説『足摺岬』の中に出てくる遍路が言います。

つらいこと（精神的苦痛）は、実は、言葉が作り出します。つらいこととは思い通りでないということであり、今の現実が自分の満足の評価基準に合致していない、だから不満足と考えるのです。

ある状況に対して、「不満足」「期待以下である」などと言葉で状況を考えて、評価・判断をするのが苦しみの思考です。**苦しみは言葉によって増幅していきます。その評**

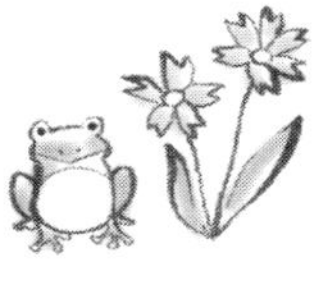

価・判断が〈感情〉の興奮を引き起こします。扁桃体という脳の部位を刺激して、言葉ではない〈感情〉を引き起こすのです。

これが非常にやっかいで不快です。不快な感情には、イライラ、怒り、不安、悲しみ、嫌悪、後悔などがあります。こうした感情が起きると交感神経が活発になります。その結果、情動性の反応やストレスホルモンによる炎症反応などをもたらして、さらに不快な感じを受け、苦しむのです。

扁桃体の興奮による感情や、交感神経の興奮による不愉快な反応を感じて、また、言葉での詮索、分析、不満な評価などを行なうために、さらにマイナスの感情が引き起こされて悪循環に陥ります。

加えて、相手との間で起きたことであれば、衝動的な言葉を口にし（暴言）、身体行動（暴力）まで起して、人間関係を悪化させ、自分も相手も苦しむことにもなりかねません。

特定の出来事に対して、何年も繰り返し思い出しては苦しむこともあるでしょう。こうした状況も、一度起きた苦しい状況を思い出し、言葉による思考によって何度も増幅する悪循環を引き起こしています。

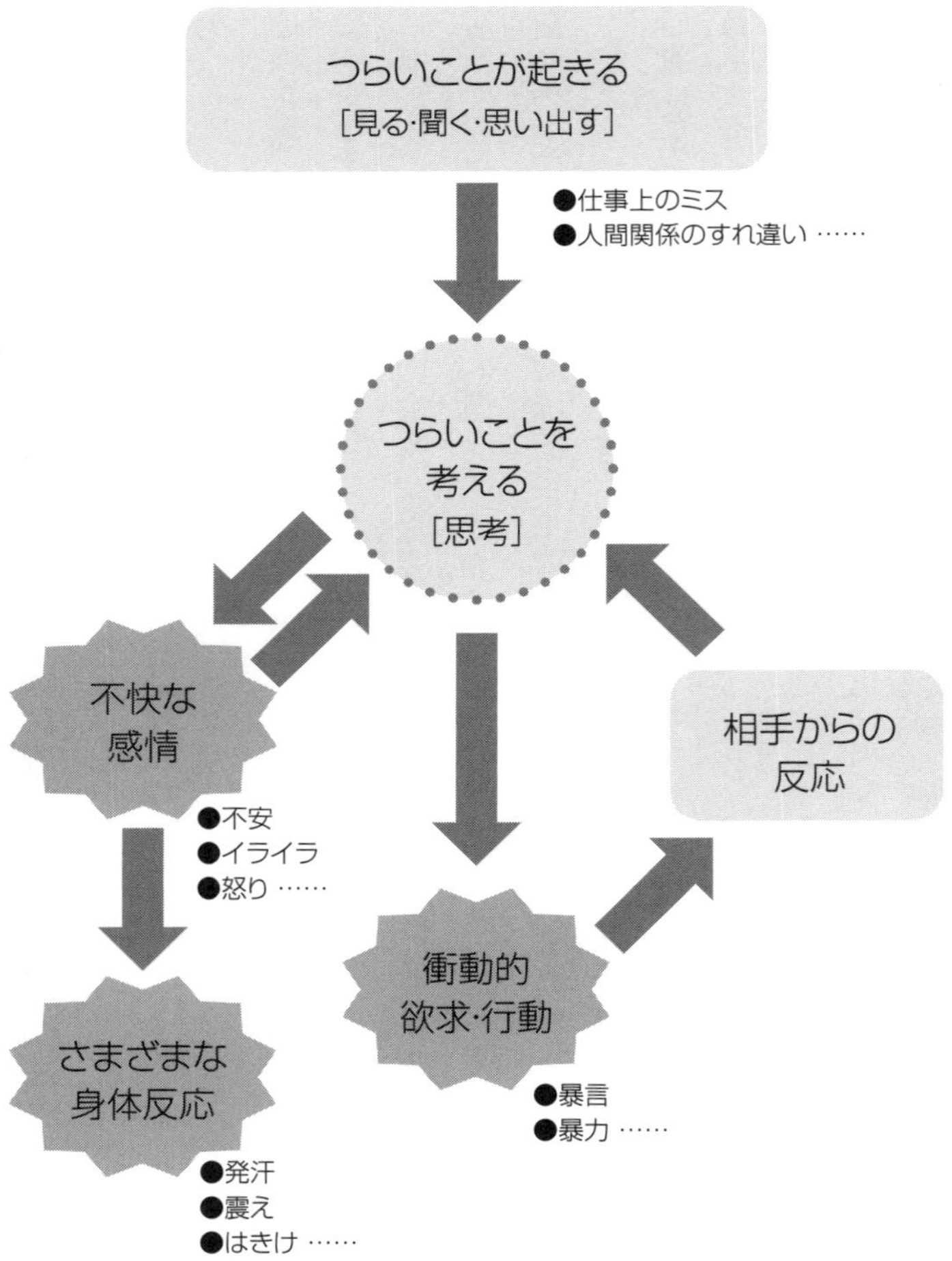

図 1-2　苦悩が続く反応パターン

このような連鎖反応パターン、つまり苦しみが持続する心の使い方をこの本では「苦悩が続く反応パターン」と呼ぶことにします（自己洞察瞑想療法では「価値崩壊の反応パターン」と呼びます）。「言葉」を介して、苦しい連鎖が続きます。

見る、聞く、思い出す⇩つらい思考⇩不快な感情・身体反応⇩欲求⇩行動（言葉、思考、身体行動）⇩（相手からの反応）⇩さらにつらい思考、思い出し⇩不快な感情……

この流れの中の不快な「感情」が、イライラ、不安、怒り、悲しみ、落ち込みなどです。こうした不快な感情は、すべての人に起こりますが、通常は、いつまでも、この渦の中にいないで、何らかの解決法を見つけるので、不快な感情は長引きません。

悪循環が長く続くと、「うつ病」という心の病気になるおそれがあります。そうなると、もっと苦しみが強くなります。

つらい出来事の記憶のほかに、脳に病変を引き起こして、うつ病の精神症状・身体症状である、抑うつ・鉛様麻痺感（肩や胸のあたりに鉛があるかのような重苦しい感じがして行動することが難しい感覚）や身体の痛みが追い打ちをかけます。仕事ができない精

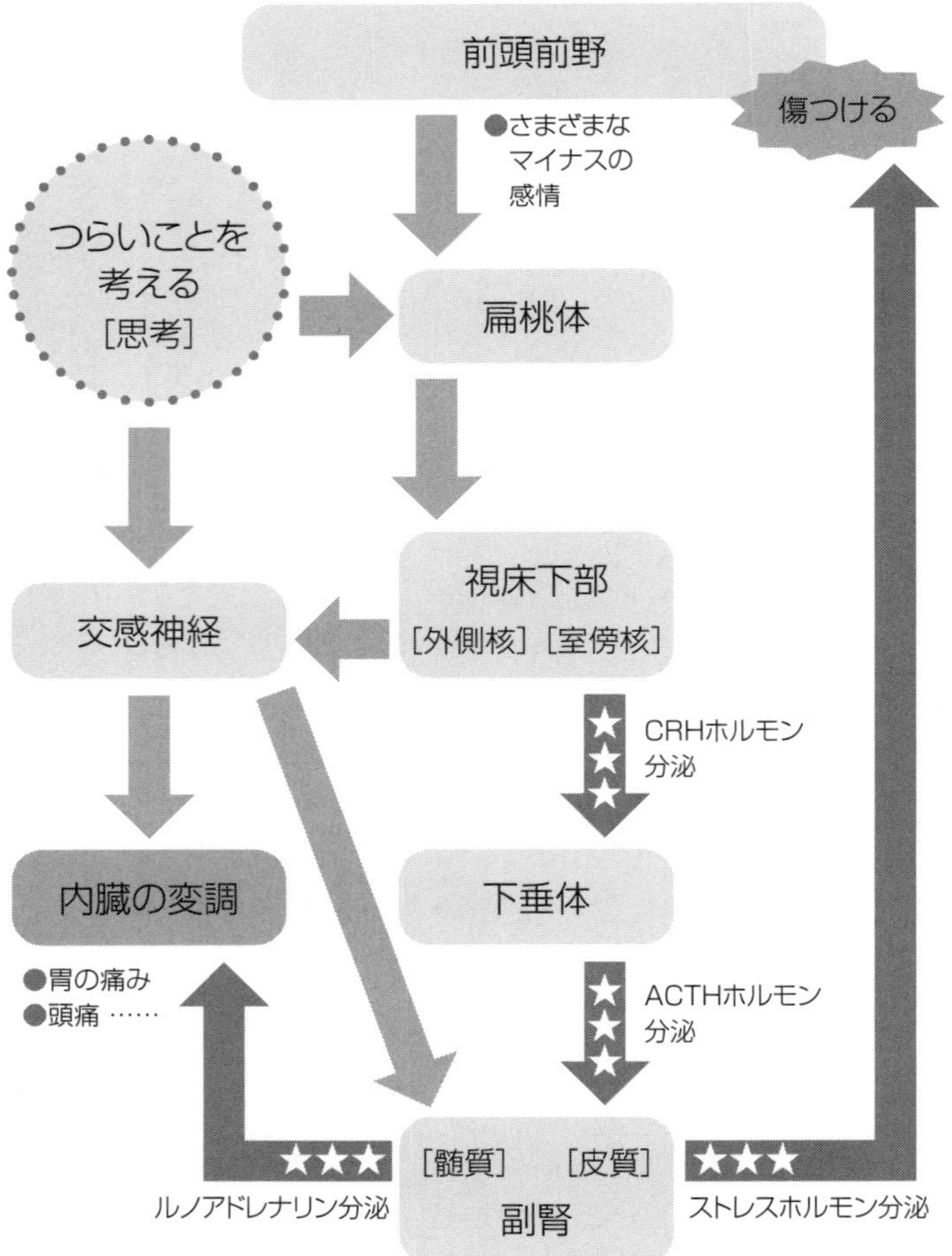

図 1-3　思考によるストレス反応

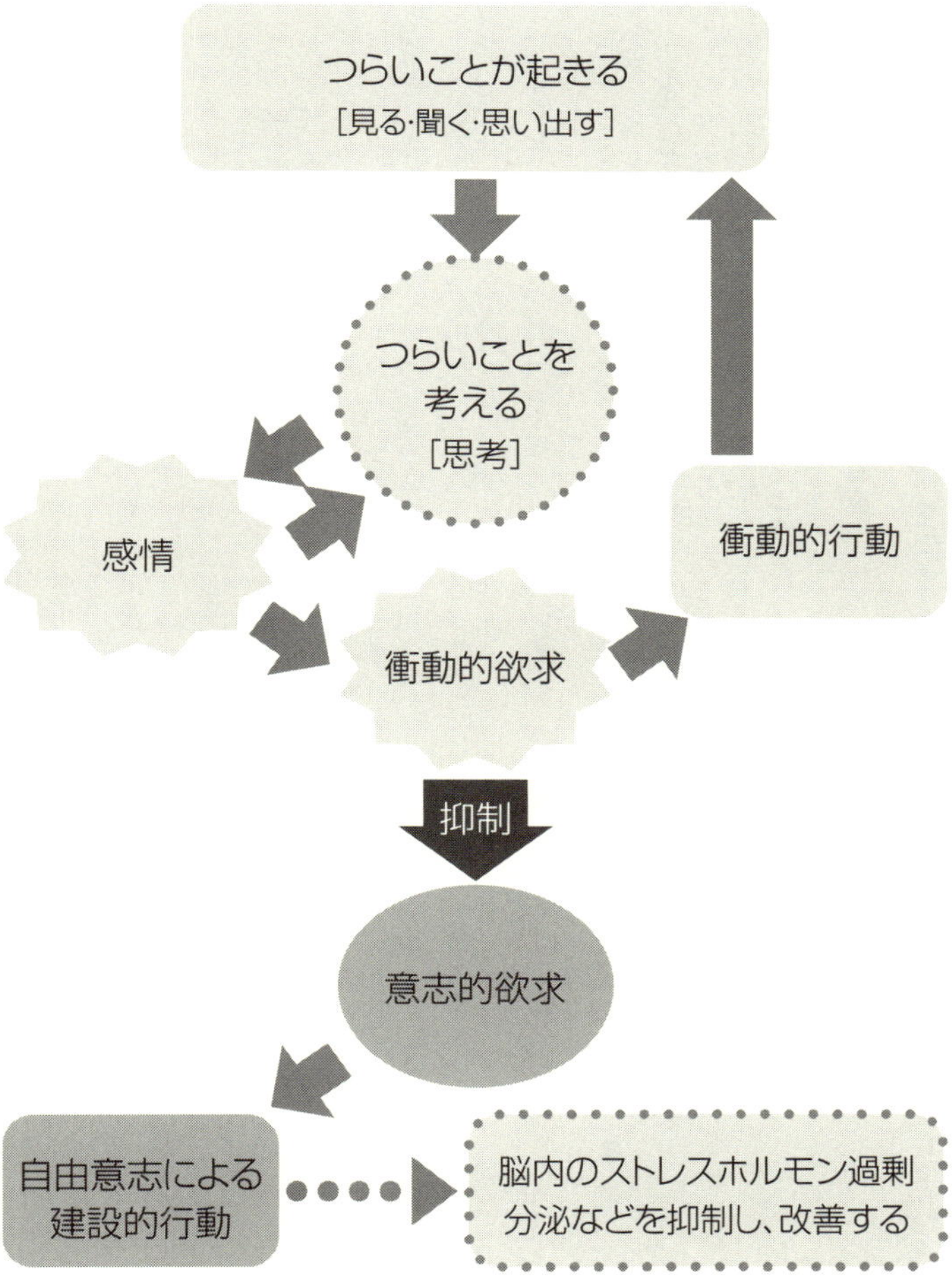

図 1-4　心の要素の前後関係

神状態となり、そのことを、また言葉による思考で回転させ、いよいよつらさが深刻になっていきます。

現代の病とも言えるうつ病については、この章の最後に詳しく書きます。

思考はしばしば暴走する

人間が思考する、つまり考えることによって、科学が発展し、小説、詩歌などの文化が花開き、豊かな社会の建設に貢献してきました。

しかし、思考の内容によってはつらい感情をもたらすので、自分を苦しめることがあることを知っておかなければなりません。よく自分の心を観察するとわかります。

思考はその内容によって、「否定的思考」「肯定的思考」「中立的思考」に分類することができます。

●否定的思考＝不快な内容の思考

不快な感情を生む思考内容です。つらい感情・気分を生む内容を考えます。不安、恐怖、怒り、不満、嫌悪、後悔、悲しみ、などです。これが持続すると社会生活に支障をきたす心の病になることがあるのです。対人関係の悩み、うつ病や不安障害などに深く関係しています。不快な内容の思考をすると、たいていの人が「つらいな」「いやだな」と感じます。感情や身体反応が起き、気分が落ち込んでいきます。

●肯定的思考＝快の内容の思考

快い感情、気分を生む内容の考えです。楽しい、嬉しい、誇らしい、生きがいや達成感を感じる、などの内容です。

●中立的思考

快・不快の感情を生まない思考内容です。知識的な内容、つまり仕事や勉強するときの思考などの多くがこれです。

発生の仕方からの分類もできます。自発的、自主的に、意志的に思考しているかによって三つに区分します。

●随意思考

仕事に取り組むとか、会話の最中に答える内容を考えるとか、目的があって意識的に考えることです。価値実現の思考、目的に合った思考です。

●自動思考

明確な目的がなく、自覚のない（無意識の）ままにする思考です。飛行機に自動操縦装置があるそうです。操縦士が手を下すことなく自動的に飛行を継続させる装置ですが、これによく似ています。意識していても、止めることができない思考も自動思考です。不快の内容が自動思考されるならば、不快な感情を生むのでつらくなります。

●侵入的思考

突然、過去の体験が思い出されたり、さまざまな思考・情景が押し寄せたりするものです。フラッシュバックと呼ばれます。そのほとんどは不快な内容で、不快な感情を生むので、苦しむことが多いのです。非常につらい出来事に遭いトラウマに悩む障害（ＰＴＳＤ＝心的外傷後ストレス障害）や、非定型うつ病などに起きることがあります。

こうして、思考内容を分類してみると、イライラ、憂うつ、怒り、落ち込みなどの感情を感じるのは、そのような感情が必然的に生じるようなことを考えるからだということがわかります。

思考とは、元来広義の「行動」の1種です。行動ですから健康な心であれば、自主的に開始・停止を意志によってコントロールできるものです。

ただし健康な心であっても、人間はしばしば自動思考状態に入ります。自覚なしに自動思考に入っていくのです。

自動思考状態の中では、自分が考えていることが自覚されません。たとえば、単純作業をしていると、作業はしながらも自覚がなく、気がつくと数分経っていることがあります。それまでの間、数分間は自動思考に入っていたのです。

この状況を自己洞察瞑想療法（SIMT）では、「衝動的自己喪失」と呼びます。自分が何をしているか意識していない状態で、思考に没頭しているのです。

自動思考からさめてみると、つらい感情が湧いてきたり、ストレス反応でつらい感覚が意識されることがあります。あるいは、仕事のミス、事故、犯罪行為が起きているかもしれません。

仕事のミスとは、衝動的自己喪失に入っていたために、作業手順を間違えて不良品を作るとか、近づいてきた顧客に気がつかずに挨拶をしなかったなどの例です。事故とは、運転中に衝動的自己喪失に入って、交通事故を起すとか、作業中の器械によって自分の身体を傷つけるなどの例です。犯罪とは、衝動的自己喪失状態で万引きしてしまうような例です。

このように、自動思考は家族間や職場での人間関係の悪化を招いたり、自分や他者を心の病気にしたり、仕事のミス、事故などによって苦しい事態を招くおそれがあるので要注意です。

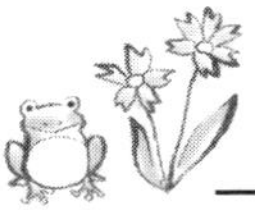

苦しみはコントロール可能なのか?

洞察（自分の心の新しい見方）によって、感情をコントロールする

イライラ、憂うつ、怒り、後悔、嫌悪などの感情は、たいていの場合、思考によって引き起こされます。マイナスの感情が繰り返されると、自己評価の低下、人間関係の悪化、身心の病気になることがあります。しかし、それを予防し、改善することができます。

「苦悩が続く反応パターン」の流れの中で、思考が重要な役割を演じています（30ページの図1－2参照）。見える、聞こえる、などの外的世界の動きが意識されることや、痛みなど症状の感覚は、自分の意志を超えたことから生じていますから、直ちにコントロールすることはできません。同様に、感情も一般的にはコントロールすることができません。

しかし、前述したように思考は（病的な「侵入的思考」は別として）、広義の行動の1種であり、自分が意識的か無意識的に選択して起しているものですから、訓練すれば、意志によりコントロールできるようになるのです。

感覚、感情、思考、欲求などの自分の心の動きをよく観察して、その瞬間、瞬間に自分の思考や感情に気づくエクササイズ（5章に詳述）を繰返すことによって、思考をコントロールできるようになります。

「苦悩が続く反応パターン」に対して、苦悩を克服する心の使い方を、「苦悩解消の反応パターン」と呼びます。自己洞察瞑想療法ではさらに積極的に自分の人生の価値実現をめざすことまで視野に入れて「価値実現の反応パターン」と呼んでいます。

「苦悩が続く反応パターン」があるところには、意識されない脳の中で、「神経生理学的な苦悩の連鎖」があります。扁桃体や交感神経の興奮、副腎皮質ホルモンの分泌などが起こっているのです。

それと似て、「苦悩解消の反応パターン」をとるところには、身体や精神の不調になりにくい、神経回路が活性化します。「苦悩解消の反応パターン」には、「神経生理

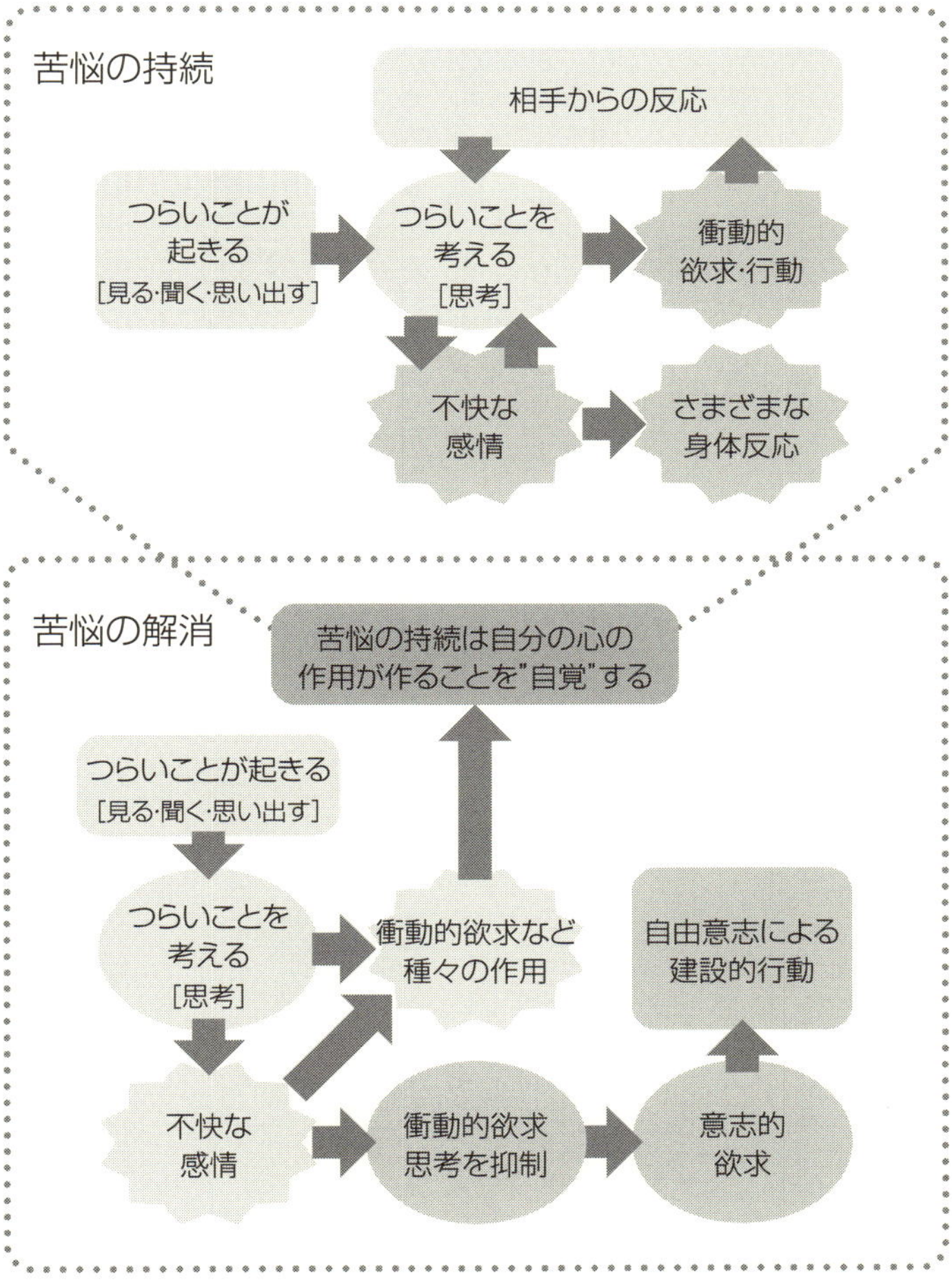

図 1-5　「苦悩が続く反応パターン」と「苦悩解消の反応パターン」

学的な改善の連鎖」があるわけです。扁桃体の沈静化や副交感神経の活性化、副腎皮質ホルモンの分泌低下などです。

言葉によって心をコントロールする

言葉は、思考同様に、実は広義の行動の1種です。感情は直接コントロールすることは不可能ですが、言葉や思考はある程度、自分の意志でコントロールすることが可能です。

日本は古来より、「言霊《ことだま》」の国と言われます。それだけ、言葉の持つ力を太古の昔から人間は感じ取ってきたのではないでしょうか。

プロスポーツの場面でも、言葉によって感情に振り回されないようにしている場面を目にすることがあります。元ジャイアンツのエースとして、またメジャーリーグでも活躍した桑田真澄さんは、マウンド上でボールに向かってしきりと独り言を言うのが有名でした。これは、言葉によって自らの感情を横目で見ながら平静に、あるいはポジティブな行為に向かっている例と言えるでしょう。

　また、たとえば満員電車などで、他人に足を踏まれれば痛みを感じ、誰でもムッとすることでしょう。多くの人が口には出さなくても、頭の中で「何をするんだ」「バカ野郎」などとネガティブな強い言葉を発しているかもしれません。そして、気分のすぐれないときには、そのいやな感じを引きずってしまうかもしれません。

　しかし、そのようなときに、あえてネガティブな言葉を封印してみるのです。すると、いやな感じがあまり続かないことに気がつくでしょう。さすがに、足を踏まれて「ありがとう」は無理だと思いますが、「まいったな」とか、「仕方ないか」など、中立的な言葉なら、必要以上に感情的になることもないと思います。

　健康な人でも、心の中は不安や怒りなどのさまざまな感情が脈絡なく湧いてきたり、ふさぎ込むような落ち込みを感じることがあります。そうした「感情」に振り回されることなく、毎日をできるだけ平静な心で過ごしたいものです。

　だからこそ、思考と同様に、言葉によって心をコントロールすることも重要です。

　普段から、目の前の現実、ものごとに対して、ネガティブな言葉を思い浮かべたり口に出さないように心がけましょう。そして、**ネガティブな感情が湧き起るときは、**

できるだけポジティブな言葉を思い浮かべたり、口に出すようにしましょう。

自らの「本音」に気づく

人間の心理は、外からはほとんど見ることができません。そして人間はさまざまな欲求を持ち、それぞれにある意味で身勝手な価値判断をします。「好き嫌い」もその例です。

こうした心理には、しばしば本人も気づかない場合があります。なぜなら、自分は汚いこと、あるいははしたないことを考えるような人間ではないというセルフイメージがあり、そのイメージを裏切るような心理がある場合、無意識のうちに抑圧することがあるからです。

たとえば、会社に同期入社した同僚が、業績で自分を引き離していく。焦りを感じながらも、同僚とは友人関係にもあり、素直に彼・彼女の仕事の成功を祈りたいという気持ちもある一方で、嫉妬や羨望が生まれてくるようなケースがあります。

また、そろそろ結婚したいという願望を強く持つ人が、親しくしている友人の結婚が決まり、喜びの一方で、自分と引き比べて何とも言えない落ち込みを感じるようなケースもあります。

憎しみまでは感じなくても、嫉妬やうらやみは、いつしか同僚、友人との関係に微妙に影を落としたり、無理にこれまで通りに接しようとすることで、疲れを感じたりすることもあるでしょう。

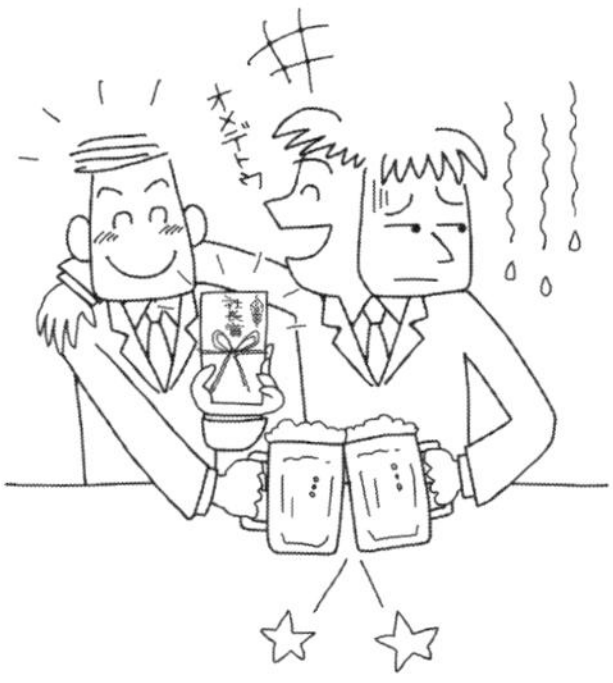

執着やエゴイズムを含めた、他人に見られたくない心理を自己洞察瞑想療法では「本音」と言います。あるいは「本心」とも言います。前述したように、本音は本人に自覚されにくい側面があります。

本音は、自分の思考や行動に作用し習慣化されていきます。つまりその人の生き方、行為に影響するのです。

本音は感情とは異なります。思考や行動の原因として働きます。いわゆる感情はその結果です。

普段から自らの本音に気がついておくことは非常に大切なことです。本音は抑圧されていることが多く、すぐには気づかなかったり、認めたくないという心理も働く、ちょっとやっかいなものですから。

そこで、自己洞察瞑想療法による瞑想や呼吸法を通して、自分と向き合い、本音を自覚し把握しておきましょう。瞑想法や呼吸法についての詳しいメソッドは5章に記述しますので、ぜひ参考にしてください。

うつ病とは何か

なぜ、うつ病になるのか？

イライラ、うつうつ、不満などの衝動的な思考が何度も繰返されると、うつ病になるおそれがあります。

厳しいストレスがかかる社会情勢のためか、働き盛りの人にも高齢者にも、子どもにもうつ病が増えています。うつ病になると家事や仕事ができなくなったり、最悪の場合自殺することもあり得るので、なぜうつ病になるのかを理解して、予防の対策を実行することも大切です。

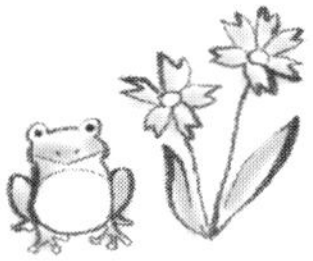

ストレスになるようなこととは、したいことができないという人生価値を遂行でき

なくなるという「当為（なすべき）価値の制約」と、自分の存在を否定されて受け入れられないこと、すなわち「存在価値の否定」があります。

ストレスになるような出来事があったとき、何とか克服できればよいのですが、ストレスが強い場合には解決が難しく、思い通りにならないことがあります。そんなとき、「いやだ、いやだ」とか「つらい、つらい」というような不満の思考を繰り返すことがあるでしょう。

このような考えをすると、怒り、不満、悲しみ、嫌悪など陰性の感情が起こります。これは扁桃体という脳の部位が興奮するのです。すると視床下部からホルモンが分泌されて、それが副腎皮質に伝わって、副腎皮質からストレスホルモンが過剰に分泌されます（32ページ図1－3参照）。

脳のいくつかの領域の神経細胞が傷つく

つらい思考を長く繰り返していると、ストレスホルモンが長期間たくさん分泌されます。血管を通して脳に伝わると前頭前野、海馬、帯状回など脳のさまざまな部位の神経細胞を傷つけてしまうと推測されています。これらの部位の神経細胞が傷つくと、脳の本来の機能は低下します。

前頭前野は仕事などに集中する機能、記憶、思考、対人コミュニケーション、喜びなどの機能を司っています。海馬は主に記憶に関係しています。帯状回は意欲や感情の制御の機能を担っています。

うつ病になると、こうした機能の低下が起こります。さらに進行すると、そのほかの脳部位にまで変調が及び、睡眠の障害、抑うつ症状、鉛様麻痺感も現われることがあります。

症状が重くなると仕事（子どもの場合は勉強）ができなくなり、人とのコミュニケーションが難しくなります。さらに重くなると死にたいという気持が現われて治療がうまくいかず、治らないと、実際に自殺する人がいます。

心理的ストレスによるうつ病が多いのですが、そのほか、過労、持続する睡眠不足からもうつ病になることがあります。

交感神経の興奮により種々の身体症状も

うつ病になると、心が沈みこむだけではなく、実は胃や腸の痛み、筋肉の痛み、下痢、便秘などの身体症状が現われることも多いのです。これは主として、ストレスによって交感神経の亢進状態が続いて、いわゆる「自律神経系の失調」による血行不良、あるいは種々の内臓の変調をきたした状態です。

うつ病にまで進行すると、脳の病気ですから、病気を前提とした治療をしなければなりません。重度化すると治療をしても長引く人がいます。

うつ病になる前、つまり軽い段階のイライラ、うつうつ、不満がうっ積した段階で、乗り越えることが大切です。

うつ病や非定型うつ病になると、表のような症状が現われます。

表 1-1　うつ病になるとこんな症状が

1.	1日のうち、長時間、気分が沈んでいる。
2.	何に対しても興味が湧かず、楽しめない。
3.	食欲がない。（ただし、食欲が減退しない非定型うつ病もある）
4.	寝つけない、夜中や早朝に目が覚める。 （ただし、過眠の非定型うつ病もある）
5.	つらい、悲しい、イライラ、などの感情が多い。
6.	疲れを感じる。気力が湧かない。
7.	自分に価値がない、または他人に対して申し訳ないと感じる。
8.	仕事、家事、勉強に集中できない。思考判断が回転しない。
9.	人に会いたくない。人と話をしたくない。
10.	この世から消えてしまいたい、死んだほうが楽だと思う。

表 1-2　非定型うつ病の症状

1.	体が鉛をかかえたように重い。ひどい疲労感の場合も。
2.	過食傾向。太り気味になる。
3.	過眠傾向。朝起きるのがつらい。昼でも眠たい。
4.	拒絶過敏性がある。すなわち、ささいなことで感情的になる。人間関係をきっかけに、突然怒ったり、落ち込んだりしやすい。
5.	感情的に興奮した直後または翌日に、上記の１～４が悪化することが多い。

2章

「欲・怒り」を乗り越えるために

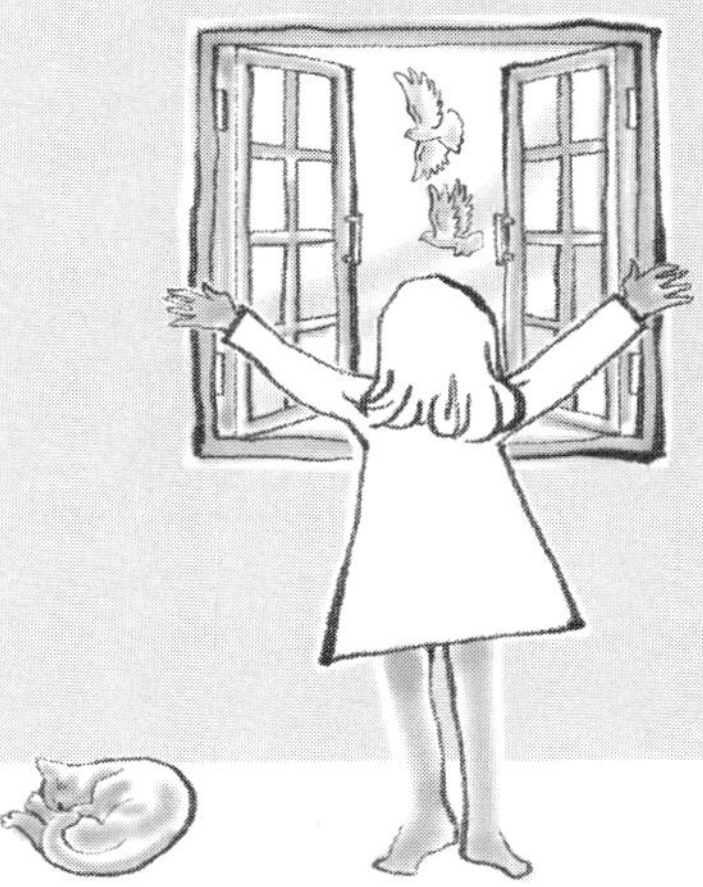

思考・欲・感情・本音などに気づきコントロールする

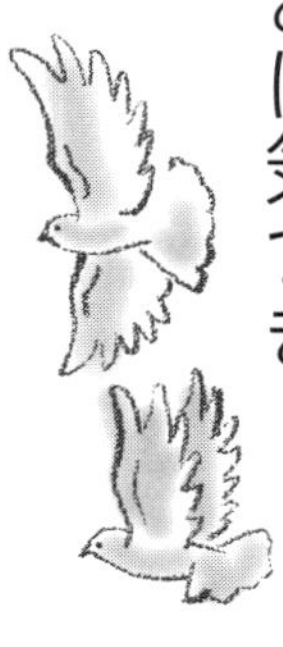

「苦悩が続く反応パターン」と「苦悩解消の反応パターン」

欲・怒りは、人間の心を揺さぶるものですが、すべてが悪いものでもありません。建設的なものもあります。欲を原動力に怒りをバネに、よりよき問題解決への行動を起こし、成長してゆき、結果的に社会貢献につながることもあります。
ただし、方向を間違うと、身体や精神の不調を招いたり、周囲の人を悩ませたり、不幸な出来事に巻き込まれることもあり得ます。これは、「苦悩が続く反応パターン」に陥った状態ですね。

ですから、**欲・怒りを感じたときは、それぞれの特徴や、それが続くと自分が精神**

的・肉体的にどのような状態になるかということを観察し、こうした状態から抜け出るための方法を知っておくことが大切です。

「欲」は、自分だけではなく他人をも幸福にしたいという欲であれば、自分も人も喜びを得る可能性があります。自分のしたいことで、なおかつ社会からも受容される欲求は「価値」があるものになるのです。たとえば、「多くの人の命を救うために医者になりたい」という欲求であれば、当然ながら社会からも受容されるでしょう。

しかし、自分の力で達成できないほどの欲を持ってしまうと、達成できないという苦悩、無理な努力による精神的・身体的な疲れが現われます。

また、恒久的な解決にならないものへの欲求もあります。たとえば、アルコール、過食、インターネット、ゲーム、買い物などです。これらは過剰になれば、あとには苦悩が待っているものです。

「怒り」は、他人から自分のいやなこと、理不尽な言葉や態度、振る舞いをされたときに起きる感情です。ですから自分の立場では怒りは正当なのです。冷静になり客観的に判断して、それでも相手に問題があると判断した場合には、相手と話し合い、解決の方向にもっていけばよいでしょう。でも、それができないとイライラや怒りの感情が続きます。怒りを持続させていると、身体や精神の不調を招くことがあります。話し合いによる解決ができない場合にも、いかに自分の側の心得で怒りを解放するかを知っておくことが重要です。

イライラ、怒り、不満、憂うつなどを抱えることが多い方には、心の反応パターンのクセのようなものがあります。

不安過敏、好き嫌いの過多、甘え、依存、他責傾向、自責傾向、悲観的傾向、回避逃避傾向などの心理がそうです。

これらは1章に書いた、自己洞察瞑想療法（SIMT）で「本音」と呼ぶものです。本音は過去の体験によって形成されており、現在の思考や行為に影響します。自分にはどういう本音があるか気づいていると、イライラ、不満、怒りなどが起きたときに、衝動的な行動や発言をしないようになります。そして長期間、自分を見つめることを続けていると、嫌悪的思考やいやな感情が起きにくくなります。

欲、怒りなどの感情、本音にとらわれてしまうと、身体や心の不調が起こり、自律

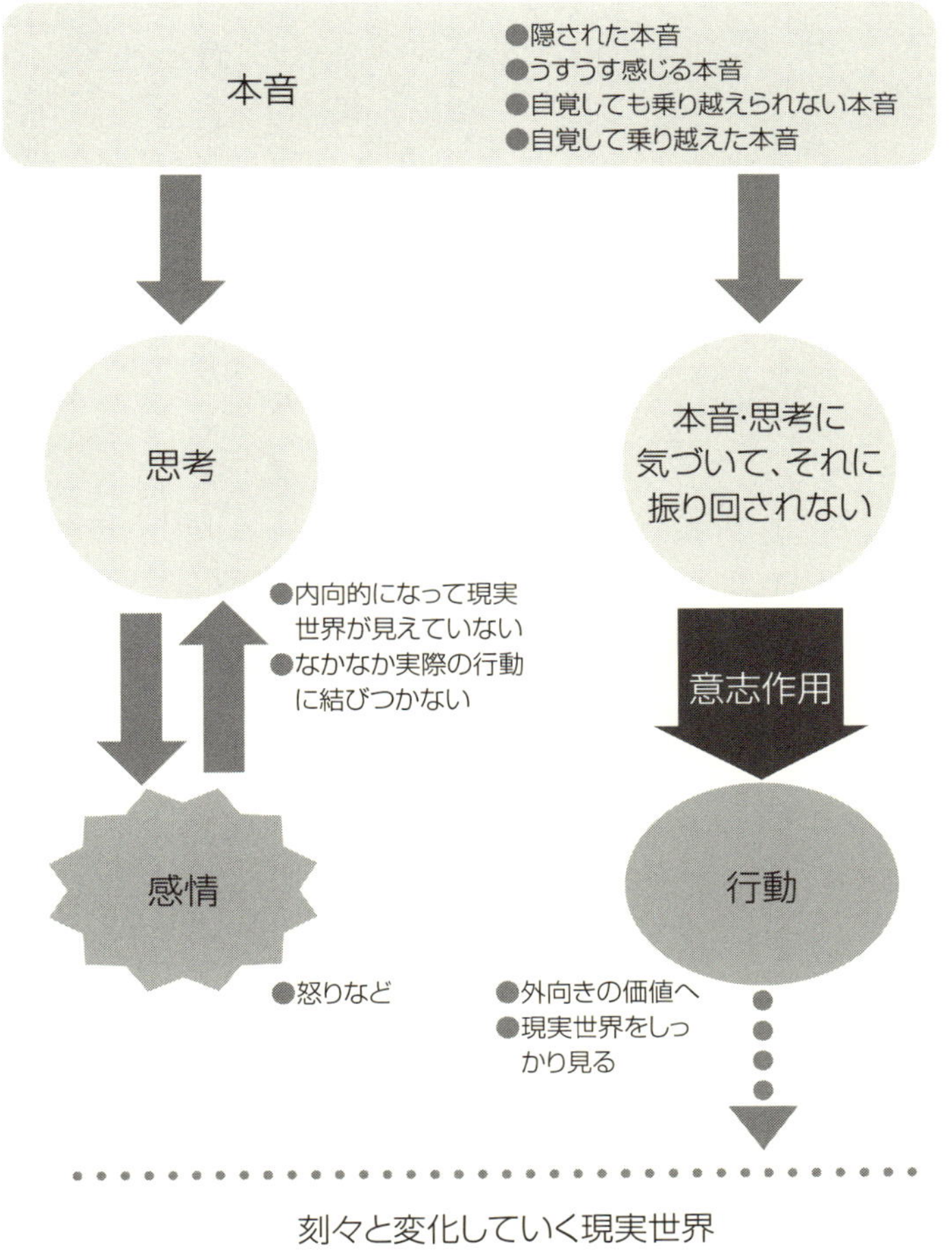
本音
●隠された本音
●うすうす感じる本音
●自覚しても乗り越えられない本音
●自覚して乗り越えた本音
思考
●内向的になって現実世界が見えていない
●なかなか実際の行動に結びつかない
感情
●怒りなど
本音·思考に気づいて、それに振り回されない
意志作用
行動
●外向きの価値へ
●現実世界をしっかり見る
刻々と変化していく現実世界

図 2-1　思考・本音に気づく

神経失調症の症状が出たり、やる気がでてこなくなったり、仕事の能率が低下したりしがちです。

ですが、この「苦悩が続く反応パターン」は変えることができるのです。**同じようなつらい状況に見舞われても、心の病気になる人、ならない人、家族を悩ませる人、悩ませない人がいます。苦悩が続く反応パターンは必然ではありません。**どれほどつらい状況にあっても、実際に乗り越える人がいるのです。

そういう人たちは「苦悩解消の反応パターン」を用いています。そして、誰もが、それをできる精神構造を備えているのです。

本章では、さまざまなケースごとに、マインドフルネスを使って、どのようにイキイキと毎日を過ごしていけるかを解説していきます。

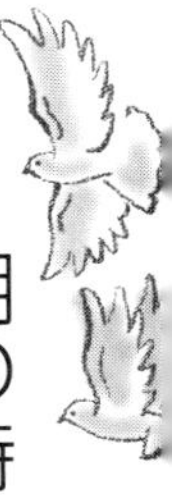

朝の時間のマインドフルネス

実は危険な「自動思考」

多くの人が「自動操縦状態」で思考を回転させています。自動操縦（オートパイロット）とは乗り物（主に飛行機）を自動で操縦する装置・システムのことです。乗り物の進行方向や速度などを、人の手に代わって、機械が制御します。

実は私たちにも、朝起きたときから仕事場に着くまでの間、自動操縦に似た状況が起きています。1章に書いた「自動思考」です。

家の中の部屋や家具の配置も、服やカバンなどがどこにあるかわかっているために、ベッドから起き上がってからの一連の行動はいちいち考えることもなく無意識的に進められます。

洗面、着替え、食事などがまさにそうです。また、家から職場までの経路は、途中の目印をちらっと見ただけで、ほぼ自動的に歩き、各種の交通機関を乗り換えて、会社にたどり着き、職場の席に座ります。その1、2時間の行動は、ほぼ自動操縦状態で動いていきます。

その間、つまり朝起きたときから職場の座席に座るまで、頭の中には、何があるでしょうか。昨日あった出来事を思い返し、今日するはずのことをあれこれ考えたりしているのではないでしょうか。思考がずっと渦巻いている状態です。

当然、家族の顔色が変わっていても気づきません。出がけに家族から何か話しかけられても、あやふやに答えて、仕事がらみのことを考えています。その内容が解決の難しい懸案事項やトラブルなどのつらいものであれば、脳内にはストレス反応が起きています。通勤途中の自然の美しさ、さまざまな人たちの様子にもほとんど気づいていません。

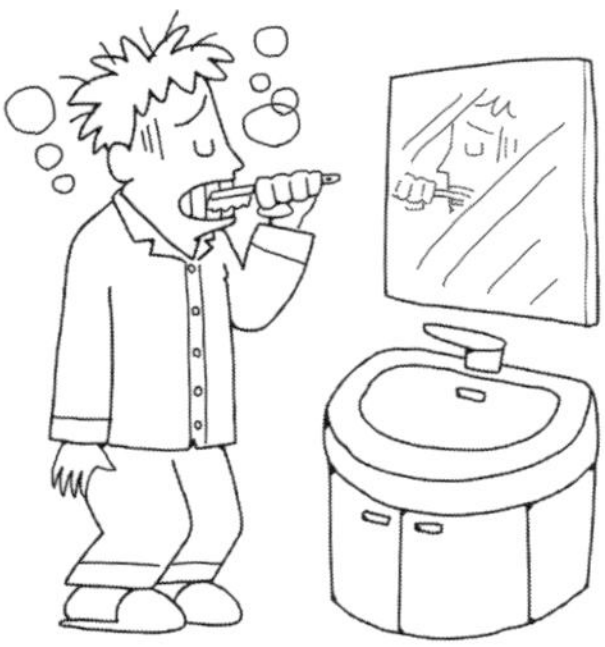

ほとんどの人がこの様ではないでしょうか。あなたも一度、朝の時間に自らの思考を観察してみてください。このようなあり様は、実は危険です。家族の悩む顔が見えなければ、しっかりと問題を受け止めることができません。

実況中継してみる

自動操縦の弊害は、人間の「今、ここ」の感覚を鈍らせ、生きている実感や意欲を削いでしまうことです。

このような事態を避けるためには、自分の一つ一つの行動をじっくり意識してみることをお勧めします。歯を磨くときも、今前歯を磨いている、今奥歯を磨いていると、「今、ここ」の行為に集中するのです。

また、自分のこうした一連の行動を、頭の中で実況中継するのもお勧めの方法です。スポーツ中継のアナウンサーのように、自分の行動を客観的に頭の中でつぶやいてみるのです。

そうすることで、客観的に自分の行動を見つめることになり、歯の磨き方一つをとっても、毎回まったく同じではなく、日によって磨き方が違ったり、歯磨き粉の味の感じ方が違ったりすることに気づくかもしれません。

一度しかない、「今、ここ」に集中することで、頭脳は確実に活性化され、体の重さや、眠気から解放されやすくなります。すっきりした気分で朝の時間を過ごすことができ、ひいては会社で机に向かったとき、とても平穏な気持ちで仕事にのぞめるようになるでしょう。

仕事中のマインドフルネス

「することモード」から「あることモード」へ

『マインドフルネス認知療法』（Z·V·シーガル他著　北大路書房）では、「することモード」と「あることモード」があるといいます。「〈すること〉モード（「駆り立てられる」モードともよばれる）は、ものごとが望ましい状態でないと心が判断したときに引き起こされる。」（41頁）

人間は不一致（こうありたいという状態と、現状の差）を解消させようとして行動します。そのときには、することモードにはいります。不一致を解消することに成功すれば、することモードをやめます。

しかし、取るべき行動がはっきりしない場合や、行動がうまくいかなかった場合には、

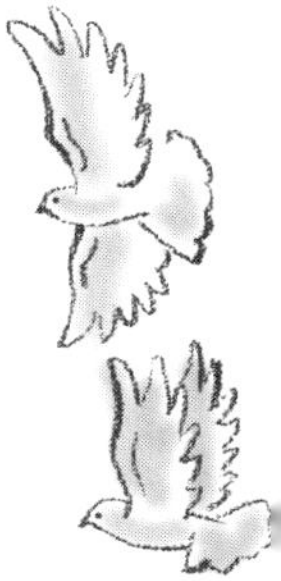

不一致に悩み続け、することモードに留まります。これは、不満足な状況が続く「苦悩が続く反応パターン」ですね。

「〈すること〉モードが現状と理想とのギャップをうめるという目的に衝き動かされるのと対照的に、〈あること〉モードは特定の目的を達成しようとはしない。……〈あること〉モードは、状況を変えようとすることなしに、そのあるがままを『受容し』、そのままに『させておく』のである。」（42頁）

「〈あること〉モードには、『やるべきことも、行くべき場所もない』。そのため情報処理のプロセスがすべて、瞬間瞬間の体験を扱うために捧げられ、充分に〈今ここ〉に存在して、あらゆることに気づくことができるのである。〈すること〉モードは、現在・将来・過去について考えることであるが、〈あること〉モードは、〈今ここ〉を直接的、即時的、親和的に体験することなのである。」

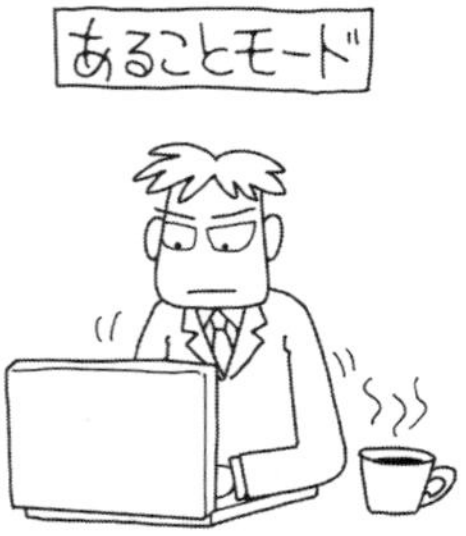
あることモード

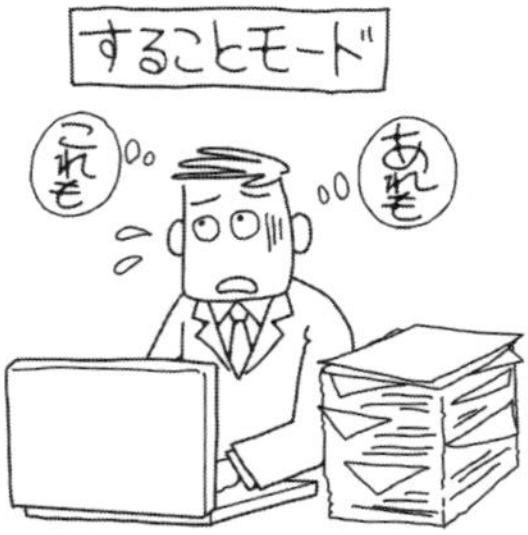
することモード
これも
あれも

（42－43頁）

仕事でも、駆り立てられる気持ちですると、することモードになるので、不満を感じることが多くなるのです。

一方、仕事において「受け入れ、〈あること〉モードで活動すると、その時間はその活動のためにあるものとなる。（目標）を邪魔するものは、不満をもたらすものではなく、その瞬間にすることについての選択肢の一つとなるのである」（43－44頁）といいます。

あなたの仕事中の様子を観察してみましょう

仕事を他人にやらされていると感じていたり、嫌々するような気持ちでいると、「仕事のスムーズな進行を妨げるさまざまな出来事」に対して不満を感じるでしょう。

不満が渦巻きながら仕事をするので能率は上がりません。また、仕事中なのに仕事のことではなくて、人間関係や処遇などへの不満な考えが充満することもあります。

直接に仕事そのものと関係ないことについて、あれこれ考えを渦巻かせていることが多いものです。

一方、仕事をなすべき使命であると受け入れるならば、無用の考えは湧かずに仕事に専念できます。たとえスムーズな進行を妨げる出来事が起きても、いくつかの選択肢の中から最善の解決策を選んで行動していくことで、自らの経験とし、成長の機会とすることができます。

「衝動的反応モード」から「観察モード」、「価値実現モード」へ

また、「衝動的反応モード（価値崩壊モード）」「観察モード」「価値実現モード」という三つのモードについても理解しておきましょう。

仕事中に、スムーズな進行を妨げる人、出来事に対して不満を感じると、仕事を進めながらもネガティブな考えをめぐらします。だからといって何も解決されるわけでもなく、仕事の効率が落ちるだけです。こうしたモードが「衝動的反応」モードです。不満なことをあれこれ考えて、それにとらわれ過ぎて、仕事が中断したりしてしまい

ます。また、ミスも起りやすくなり、一つの業務に時間が長くかかってしまいます。

一方、「観察モード」があります。何か不満足な状況に気づいても、すぐに衝動的な行動に移らずに、目前のことをよく観察して、そして不快なことにとらわれずに（ここまで「あることモード」です）仕事のことをよく見て、仕事の目的を失うことのないように進めます。

仕事は、週、月、年単位で、大きな目標をめざす経過の中で、今、今、今の瞬間は、多数の小さな「すべきこと」があります。**うまく選択し、選んだ目的に集中し、しかし執着せず、時間につれて移動し、復帰し、小さな複数の目的を遂行して、長期的な大きな目標を達成していく。これが「価値実現モード」です。**無用な考えをめぐらすことはありません。

「価値実現モード」を身につけるためには、これを頭で理解するだけでは、いざという場合に実行できません。実際に身につけるための具体的なエクササイズは5章を参照してください。

COLUMN

不安とは何か

さまざまな不安

長い人生には、さまざまな不安がつきものです。不安は将来のことに関わります。生活、仕事、子育て、経済事情、健康、病気、災害……などなど、不安の種は尽きません。

不安は次のように分類できます。

① 持続する状況への不安

困った状況が長い間、好転しません。だから今後も変わらないのではないか、改善しないのではないか、もっとひどくなるのではないかと考えて、不安になります。不安が強いと、飲酒などでまぎらわしたり、大切な社会的行動を避けたりします。

② 対人関係で感情的になり不安になる

家族や友人知人、同僚との会話、情報のやり取りによって、つらい状況になって、感情的になります。そして、その人と別れた後、直後、あるいは数時間後に思い出して（想起）、推理、反論、批判、怒り、判断、比較、あきらめ、絶望などを含む思考を持続させます。そうすると、その「事後思考」によって、つらい感情が起こります。そして、不安に苛まれ、落ち込み、気分が悪化します。

③　予期不安、対人恐怖（不安）

不安がひどくなると、予期不安、対人恐怖（不安）があるために、したいことができない苦しい状況になります。予期不安とは、悪いことが起るのではないかと予測して、不安になることです。不安恐怖が強くて踏み出せないのです。長く続くと仕事に行けなくなるなど社会生活に支障をきたします。こうなると、心の病気とみなされます。

不安の特徴

不安は、価値実現の願いをおびやかします。価値実現の反応は、願わしい未来を描いて、それに向かって喜びを得る行動をするものです。しかし不安は、悪い結果を予測するのです。それで、いやな感情が起きて不愉快で、予測が本当に起きるような感じがして、行動を避けるようになります。

不安の感情があると、主に動悸、はきけ、震えなどの身体反応が伴います。現実には起きなくても「起きそうだ」と予想して恐怖が大きくなると、身体反応もひどくなり、おびえたり、他者の視線が気になるようになります。危機を感じるので交感神経が興奮して情動性の身体反応が起きます。仕事から意識がそれますから、その場にいたたまれなくなります。過去につらい経験をしたことが結びつけられていて、不安も習慣化していきます。

こうした過去の出来事にとらわれて、不安恐怖が増大し、目の前の仕事などの行動の途中で逃げてしまう「逃避」が習慣化します。そうなることを予期して最初から行動しない「回避」も習慣化してきます。

逃避や回避などの反応パターンがひどくなると、人との付き合いをおそれる「社交不安障害」になります。不安の対象が人ではなくて、種々の場所、出来事、関連する会話などをおそれる「広場恐怖症」というものもあります。

両方とも、予期不安を伴います。広場恐怖症（乗り物、場所を逃避・回避）、社交不安障害（人の集まりを逃避・回避）があるために、過去と未来を結びつける予期不安を起して、就職できないとか、外出（乗り物に乗れないなど）できない状況になることもあります。

こうした構造は類似する精神疾患があります。パニック障害、心的外傷後ストレス障害などです。不安によって同じ行為（逃避・回避ではない行為＝強迫行為）を繰り返すことにより、通常の社会生活がそこなわれる「強迫性障害」もあります。過去と未来にとらわれて、現在の役割行動において力を発揮してのびのびと生きることが難しくなります。

不安関連の苦悩は、治療法としては薬物療法があります。症状は軽くなっても、逃避、回避行動がなかなか改善しないで、長期間苦しむことがあります。

不安に押し潰されそうなときのマインドフルネス

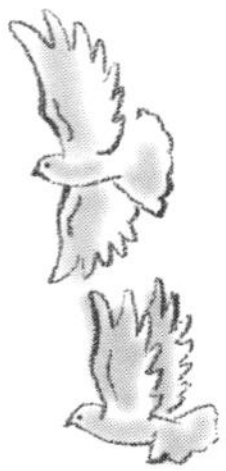

不安を乗り越える

夜、ベッドに入って目を閉じていると、さまざまな雑念が湧きあがり、現在抱えている懸案事項が思い浮かんで、不安が押し寄せてきてなかなか眠れなかった、という経験はないでしょうか。あるいは、仕事中や家事の最中でも、自分にとって解決すべき問題が山積みであれば、目の前のことに集中できなくなるものです。

不安に押し潰されそうなときに、まずはじっくり深呼吸をして、思考、不安、身体反応をよく観察してみましょう。自分があれこれ考えていることに気づくはずです。

まず、「思考（不安）は自分の頭の中で作ったものであり、現実ではない」と自らに言い聞かせます。次に、「心配しているような最悪の事態は起らない」と言い聞かせます。そしてこの章の最後（97ページ〜）に記述する呼吸法を実践してみてください。そうすると、楽になってくるはずです。

それが実感できるようになれば、長期間コツコツと、不安に陥りがちな心理的反応パターンを変える練習をします。

不安を過剰に感じ取る人の背景には、自分の種々の精神作用をよく知らず、不快な不安感情を受容する心のスキルがないということがあります。自分をよく知らず、自信が持てない。つまり自己評価が低い人が多いのです。

精神作用を洞察すること、不快事象の受容、真の自己を探求して自己評価を向上させることが不安の対処の方針となります。

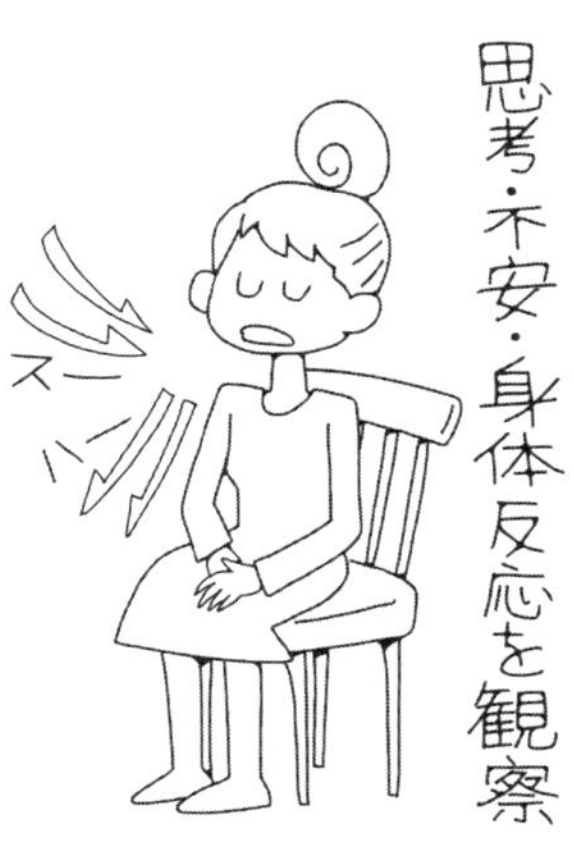

思考は現実ではない

不安は「将来、自分に不利益なことが起きるのではないか」と推測する思考によって、不安の感情が起り、不安を強く感じれば、動悸や震え、口の渇きなどの身体反応を伴い、頭の中の思考を、あたかも現実であるかのように感じます。

この身体反応を観察することも非常に有効です。不安が身体にどんな影響を及ぼしているのかをモニタリングして、ただ、それを客観的に眺め、受け入れます。そこにとらわれるのではなく、ただ観察するのです。

不安を引き起した思考は現実ではありません。思考内容は、自分の思考作用が作り出した幻のようなものです。実際にはまだ起きていません。そして心配事＝予期した不安は現実にならないことのほうが多いのです。

先のことに無用な心配をせず、「今、ここ」の現実を、全力をあげて行動していけばいいのです。予期した不安は、実際にそのとき、その場に身を置いてみると予想とは状況などが異なっており、現実にはほとんど起こらないものです。

不安に押し潰されそうなとき、今なすべきことは、未来を考えることではありません。不安な感情と付き合うのではなくて、外向きの役割、「今、すべき」行動に意識を向けましょう。目前の行動すべき課題に目を向けましょう。いつも、「今、ここ」の現実世界に目を向け、よく観察して、できることだけをしていけばいいのです。

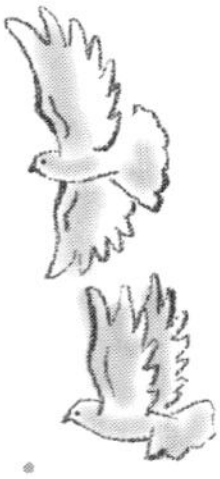

緊張感に押し潰されそうなときのマインドフルネス

まず、深呼吸をする

前述したような予期不安とは別に、今まさにしなければならないことが目前に迫っているとか、進行し始めたときに、過度の緊張がおそってくることがあります。動悸、はきけ、震え、過呼吸、発汗などの身体反応が起こります。

これは、ほとんどの人が経験することです。特別なことではありません。何度

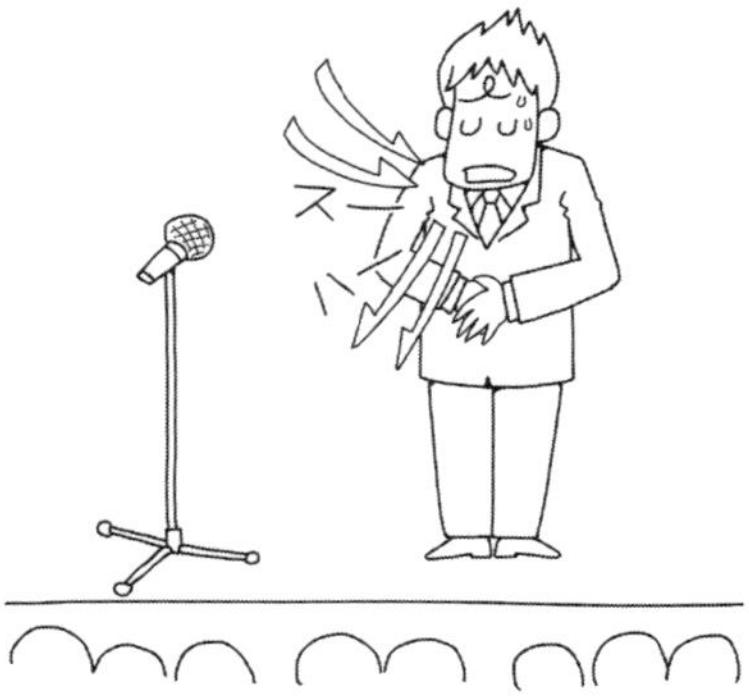

かこういう経験を繰り返すことで、状況に慣れたり不安をあまり感じなくなるものです。ただ、緊張しやすい人や不安が強い人は、緊張によってものごとをうまく進められなかった、などの過去の経験を思い出し、さらに不安を強める傾向があります。

ですから、緊張する状況を極力避けることも方法の一つではあります。ただし、社会人であれば、逃げるわけにはいかない状況があるでしょう。たとえば、仕事のプレゼンや、結婚式でのスピーチなど、別の人に変わってもらったり、断ったりすることが難しい状況があるものです。何度かは断ることができても、それが続けば社会的信用を失うことにもなりかねません。

どうあっても避けられない状況に身を置いたときには、深呼吸をして、吐く息をゆったりと長くします。すると副交感神経が優位になり、意識が身体反応ではなくて呼吸に向かいますので興奮がやや鎮まります。

とにかく目的をやり遂げる

身体反応は、このような場合には心を向けるべきものではありません。自分が「今、するべきこと」、たとえば、目の前のものを見ること、話すこと、あるいは歩くことのはずです。意識をそちらに向けて行動します。

身体反応や、悪い結果などはできるだけ考えずに、目の前のすべき目的行動に意識を向けます。すると、すべきことを何とかできるものです。

よどみなくスピーチをして、笑いもとって、みんなから喝采を浴びるとか、熱のこもったプレゼンをして、クライエントを大いに納得させ、契約にすぐに結びつくとか、自分が理想とする結果にはならないかもしれません。

汗をたくさんかいたり、声や足が震えたり、話の順序を間違えたりすることもあるでしょう。**でも、逃げ出さずに、どのような形であれ、目的をやり遂げることが一番重要です。**

緊張感に押し潰されそうになりながらも、逃げずに目的をやり遂げることができれば、小さな成功体験として心に残り、こうした小さな成功経験を積み重ねることで、過度に緊張することは徐々になくなっていくでしょう。

イライラ、怒りが押し寄せてきたときのマインドフルネス

普段からの呼吸法が肝心

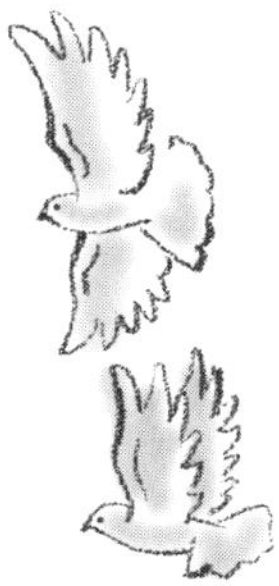

ささいなことで感情的になるのは、相手が自分の思い通りになってくれない、あるいは自分が傷つくのを防ぐためであることが多いものです。しかし、当然ながら相手には相手の言い分や、理由があります。

イライラ、怒りを建設的な方法で乗り越えないと、心身の不健康、友人、恋人などとの人間関係の悪化を招きかねません。イライラ、怒りを友人や恋人にぶつけることが多いと、関係は破たんし、家族にぶつけることが多いと家庭環境は悪化するでしょう。

そこで、呼吸法をおすすめします。**感情的になっているとき、人間の呼吸は浅く、**

早くなっているものです。感情は感情によってコントロールできませんが、呼吸からはある程度のコントロールが可能なのです。

かねてから、呼吸法を実践していると、イライラ、怒りを爆発させずにすむようになります。イライラ、怒りは、心の病気ではない人にも、もちろんしばしば起こるものです。非定型うつ病はイライラ、怒りなどのネガティブな感情がしばしば起こり、その度合いも強くてつらい状態になるのですが、呼吸法は、その非定型うつ病さえも治す効力を持っています。

ですから、心の病気になっていない段階で、イライラ、怒りが起きるのを克服することは容易なことなのです。

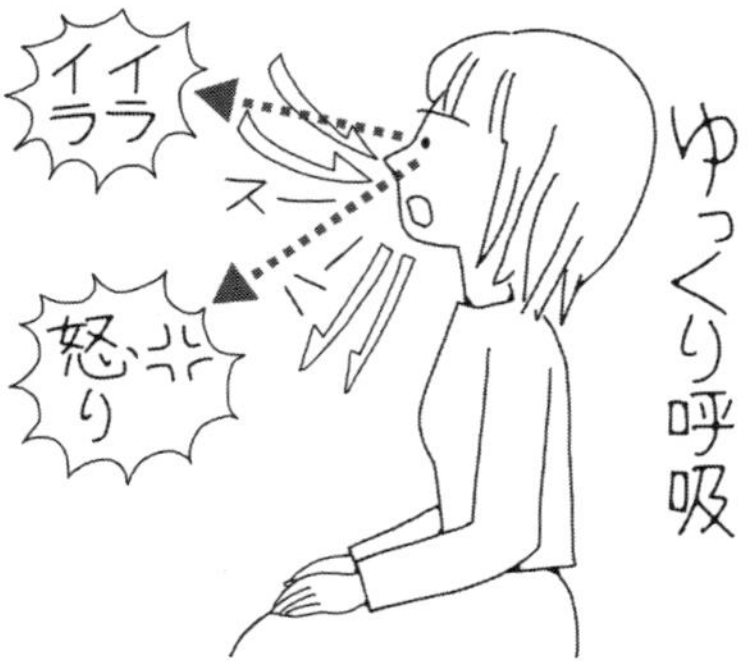

イライラ、怒りが押し寄せてきたときに、呼吸をゆったりとして、自分がイライラ、怒りを感じていることに気づいて、しばら

くそのままに観察します。すると、イライラ、怒りが爆発せずにすみます。

これができるようになるためには、ふだんから呼吸法を実践することです。イライラ、怒りが出たときに、呼吸に意識が向かうようにするには習慣化が必要ですから、呼吸法を日課としましょう。できれば、毎日10～20分間、呼吸法（後述）を実践することをおすすめします。

そのままでいる

イライラ、怒りが押し寄せてきたとき、何よりも優先すべきは、衝動的な行動に出ないで、やり過ごすことです。「そのままでいる」ことが望ましいのです。

もちろん、相手があきらかに間違っていることや、どう考えても理不尽な態度を取られたときには、それなりの対処……やんわりと注意をするとか、自分の意見を的確に述べるということも必要でしょう。

前述したとおり、相手のあることですから、相手も自分と同様に言い分があり、イライラや怒りが湧き起っているかもしれません。感情的な言葉が飛び交い、暴力まで交わされるようなことになれば、問題は大きくなりこじれるばかりです。

まずは「そのままでいる」、つまりやり過ごすことが重要になります。そして、冷静になってから問題について考え、相手のあることならば、感情的にならずに解決に向けた話し合いをしたほうがよいでしょう。

ただ、「そのままでいる」ことは簡単なことではありません。場合によってはかえってストレスを大きくしたり溜め込んだりすることになります。

アンガーコントロール（怒りの制御）の本にもよく書いてある通り、まずはその場所からいったん席を外すことです。それが許されない状況ならば、現在自分のいる場所を客観的に、あるいは俯瞰的な目で見てみるのもよいでしょう。また、ひたすら頭の中で数を数えるという方法もあります。

一番よいのは、イライラや怒りの感情をそのままにしておきながら、価値実現に意識を向けることですね。つまり仕事中であれば、少しでも仕事を進めます。ただ、このような状態では、考えたり創造するような仕事は集中しにくく能率が上がらないものなので、コピー取りなどの単純作業のように、集中しやすい仕事に優先的に取り組みましょう。家事の最中ならば、掃除なら掃除に徹底的に集中してみます。

そして、一定の時間が経ち、先ほどまでのイライラ、怒りを観察してみると、いつの間にか収まっているか、かなり弱くなっていることがわかるはずです。

「自分には値打ちがない」と落ち込んだときのマインドフルネス

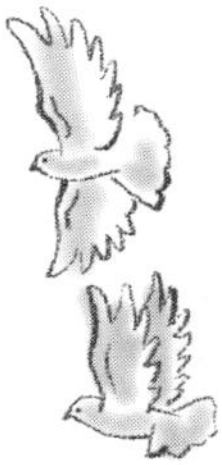

あなたを必要とする人はきっといる

人はみな、自分が思うほどに値打ちがなくはありません。誰もが容易に評価できない「存在価値」を持っています。

たとえば、母が子に抱くような「家族の愛」が典型的な存在価値です。**何かの条件があって受け入れるのではなく、人格丸ごと、生涯変わらず包むような愛情です。つまり、あなたの存在そのものに価値があるのです。**存在そのものを受け入れる愛情は、身体、心理のレベルではありません。より深い精神のレベルに根差しています。

天涯孤独だという人も、現実社会に出て積極的に動いていると、いつか愛する人が現われることがあります。また、そういう人を失って、現在孤独であっても、さらに大きな絶対者に包まれていると考える宗教的な存在価値もあります。

西田幾多郎は、人はみな「創造的世界の創造的要素」であると言いました。私たち、一人一人が、世界の中に生きています。世界は人びとの行動によって変化しています。地球上で無数の人が動いて、働いて、物を消費して、世界が変動していきます。あなたもそういう世界の一員です。一人がかけても、同じ世界ではないのです。

あなたが身の周りを掃除すると、あなたの周囲の環境は美しくなります。世界のほんの一角が、あなたの「掃除する」という行動によって変化するのです。何か人のためになることをすると、された人は喜びます。すると、自分も嬉しくなります。世界の中の、二人に喜びが生まれたのです。

これこそが生きがいです。個人は、世界の一員であり、世界のため、つまり他人のために動く、働く、優しい言葉をかけるなどの行為を通して、自分が喜びを得るような存在なのです。こういうあり様を西田は「創造的世界の創造的要素」と言ったのです。

社会は広くて、いろいろなところで、他者のために働くことができて、あなたを受け入れてくれる場所があります。あなたも他者の存在をありがたいと感じ、感謝し、受け入れることができるはずです。

自分には値打ちがないと落ち込んだときには、自分を必要としてくれる人が必ずいると思いましょう。小さなことでも喜んでくれる人がいると思いましょう。そして、思うだけでは、実現しませんので、内だけを見ずに、外の世界に出ていく行動を起しましょう。

人間は、自分の外に何かを実現して達成感や喜びを感じるようにできています。自分の外に、他を愛することによって、自分に喜びを感じるのです。**すなわち、「他愛」が「自愛」なのです。他人を好きになることによって、自分を好きになるのです。**

自分のことをどうしても好きになれない、自己肯定感が低いと感じる方は、家族や社会のためにできることをさがして行動することが突破口になるでしょう。大きなことではなくて、小さなことでいいのです。

ボランティア団体、福祉施設、公的機関などでお手伝いさせてもらうなど、人のためになることをやってみます。他者のため社会のために行動すると、感謝されて自分にも喜びをもらえます。喜びのある生活を送ることで、自分を好きになれるのです。

自分を大切にするためには、「自分を勘定にいれずに」と宮澤賢治が『雨ニモマケズ』に書いたように、自分の利益を考えずに、他の人のためにできることはないかとさがすのです。

さがすヒントになるのは、「こういうことをしてもらいたい」と自分でして欲しいと思っていることをさがすことです。

こうしたことから生きがいが見つかるかもしれません。

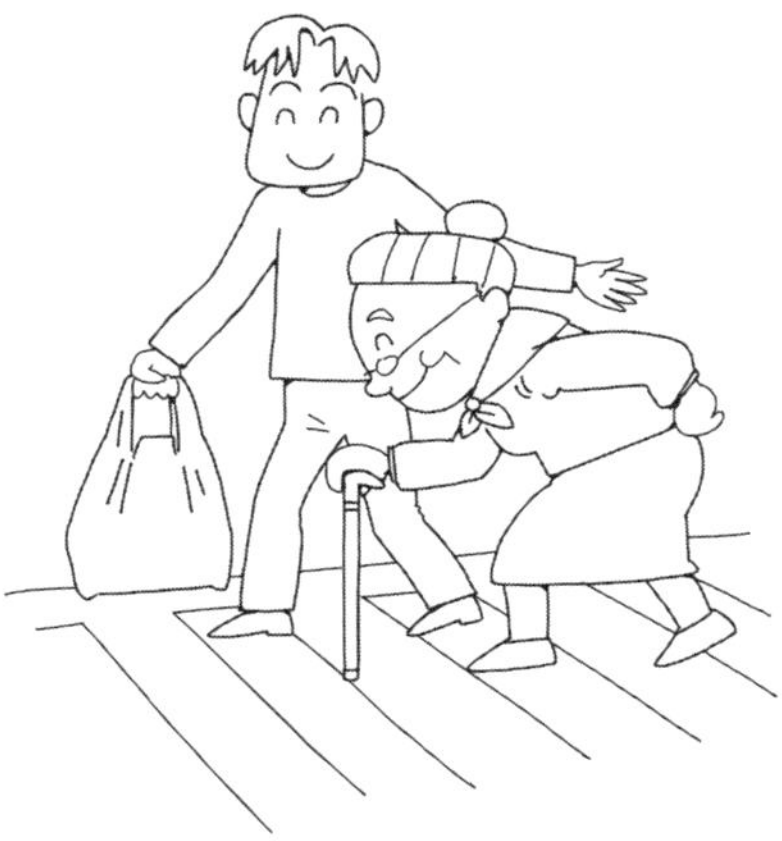

呼吸法で乗り越える

しばしば無価値感におそわれるようであれば、呼吸法で乗り越えましょう。つらくなったら、呼吸法をします。ゆっくり呼吸法（97〜99ページ参照）を行ないます。

最初は落ち込みの感情を感じますが、「これは感情だ、自己否定の考えをしたから、感情の神経回路が興奮してつらく落ち込んだ気持ちになったのだな」と観察します。「自己否定の考え⇩落ち込みの感情」という連鎖です。

この連鎖を理解できたら、しばらく呼吸法を続けます。ゆっくりと呼吸します。やがて、落ち込んでいた感じが治まってくるのを感じるはずです。感情の興奮が鎮まったのです。新しく否定的なことを考えなければ、つらい落ち込みの感情は感じられないのだと、しっかりと観察します。

こうして、現在進行形で自分の心を観察し、新しいあり様を知ることを「自己洞察」と言います。

身体の病気になったときのマインドフルネス

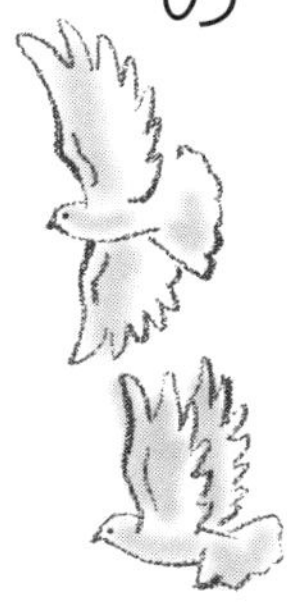

病とどう付き合っていくか

身体の病気には身体的な苦痛を伴いますが、それを嘆くと心理的な苦痛も加わります。信頼できる医師の治療や自然にそなわった免疫にまかせて、自分は自分の好きなこと、夢、願いを実現することに努めます。つまり病気を受け入れると、心理的な苦痛は軽くなるのです。

病気を嘆きすぎると、うつ病になるおそれがあります。そうなれば、身体的な苦痛に加えて心理的な苦痛が加わるのです。うつ病にならなくても、**あれこれ心配すると ストレスになりますから、交感神経が優位になり、ストレスホルモンの分泌により、**

免疫細胞の活性を抑制して免疫力が低下します。つまり、身体の病気が悪化するおそれがあるのです。

病気であっても、生きがいの感じられること、つまり人生の価値の実現に意識を向けると、病気の苦痛は軽減します。ただし、病気によって、活動が難しくなったら、優先順位の低い価値は、放棄することも必要です。

病気には、治療すれば治る病気もありますが、治療法が確立されておらず、治るかどうか予測できない「難病」があります。そして生活不活発病や認知症のように長期間継続する病気や、死亡率が高い病気があります。

がんは多くの人が死をイメージしておそれている病気です。がんについての受

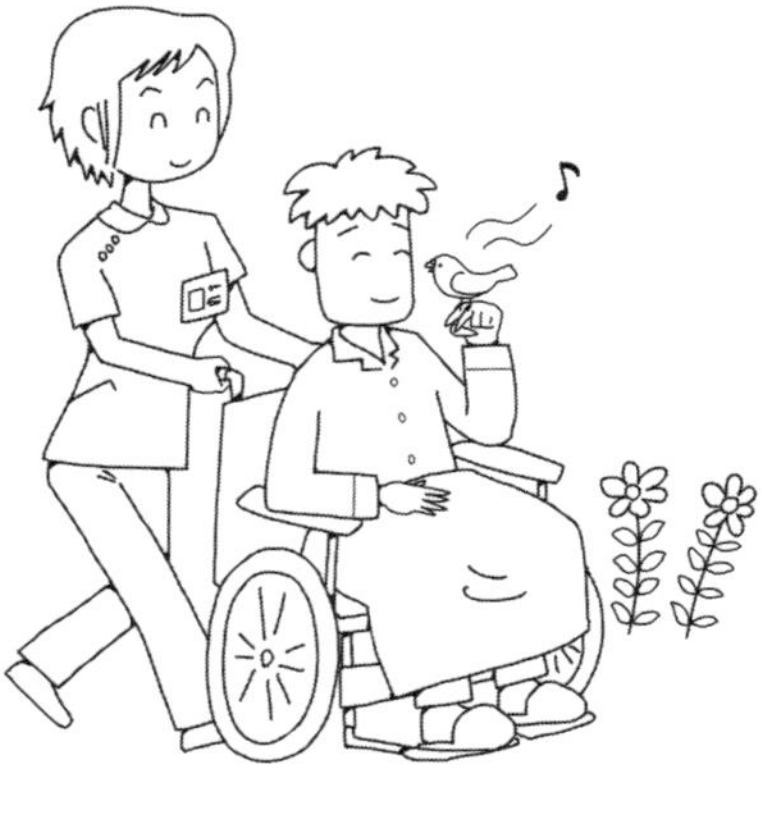

け止め方も個人によって違います。告知された途端に悲嘆にくれて短期間で抑うつ症状になる人もいれば、冷静に受け止める人もいます。

後者を「意志的な反応」ととらえることができます。身体的な苦悩を冷静に受け止めて、みだりに心理的な苦悩にしない智慧で生きる精神です。

衝撃を受け入れて前向きになるために

がんは今や日本人の二人に一人がかかる可能性のある病気ですが、治癒の見込みがあまりない末期などの場合は、告知された後、1年以内にうつ病になり、自殺する割合が高いと言われています。

がんに代表されるような難病を抱えた患者とその家族の精神的なケアについては、必要性が説かれ始めています。「緩和ケア医療」においては、チームを組んで、精神的な面は、臨床心理士が担当することもあるようです。また、「一般社団法人がん哲学外来」では、医療現場では救えない、患者と家族の精神的なケアをしようというものです。

がんだけではなく、さまざまな難病や、不慮の事故によって大変な後遺症に悩むこともあるかもしれません。特に働き盛りで、社会的にさまざまな役割を担う壮年期にこうした事態に見舞われれば、誰もがその事態を簡単には受け入れられるものではないと思います。

それでも、その衝撃を受け入れて、何とか前を向いて生きていく精神が大切です。失くしたものは戻ってはきませんが、それでも人間は生きていくものですし、残りの人生をどう充実させるかが、その人の幸せに大きく関わってくるからです。

こうした前向きな精神の形成にもマインドフルネスの考え方、あるいは呼吸法などは大変有効です。

健康なときから、マインドフルネスの技法を知り、呼吸法などを実践しておけば、いざというときに心の回復が早くなるのは言うまでもありません。

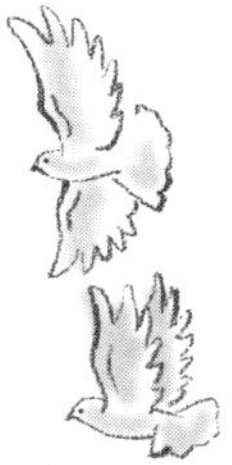

高齢者のためのマインドフルネス

高齢になると自殺が多い

日本人は60代の自殺数が全年代で一番多いようです。また、すべての年代で女性より男性のほうが自殺数は多いのです（2013年　警察庁「平成25年中における自殺の状況」）。せっかく仕事や諸々のストレスにも耐えてきたのに、定年後に自殺する人が多いのはなぜなのでしょうか。その理由を考えてみました。

高齢者の自殺の理由は経済問題だけではありません。身心の健康問題に原因がある場合が多いのです。

まず、高齢になると身体の病気で悩むようになります。がんなどの身体の病気から起きるうつ病もあります。または、脳梗塞、脳卒中に伴う介護状態と認知症に伴う介護状態があり、そこからうつ病になるケースもあります。

たとえば、近所と付き合いがほとんどなく、家族（自分の子ども）ともコミュニケーションをあまりとってこなかった、Ａさんという人がいます。昔気質の人で、つらいことをつらいと「本音」を言わない（弱音を吐かない）で生きてきました。

これまでは健康上問題もなく、近所とも家族ともコミュニケーションを積極的にとらなくても、夫婦二人でそれなりに楽しく生きてきました。経済的にはめぐまれて、定年を迎えて、しばらく老後を静かに暮らしました。ところが70歳を超えて、がんにかかり、要介護状態となりました。

このような場合にも、人との付き合い、コミュニケーションのパターンは長い人生で学習されたものであり、簡単には変わりません。外部に支援を求めれば種々の支援があるのに、これまでの生き方から同じような行動パターンがとられます。

がん、要介護状態になって、今度は夫婦では解消できない苦痛がおしよせているのに、近所、子ども、医者、介護スタッフ、自治体の職員とコミュニケーションをとれず、本音を言えません。

悩み相談やカウンセリングも受けません。すると苦痛が解消しないので、軽いうつになりました。そうなると、前頭前野の機能障害により、判断、行動力も衰えるので、いっそう近所や子ども、医者、介護スタッフとコミュニケーションをとらなくなる……。がん以外の病気も併発して悩みを深めています。心理療法、カウンセリングを受けず、うつ病が進行すれば、自殺や夫婦心中のリスクが高まります。

いざというときのために

このように、ふだんから近所、子どもとコミュニケーションをとらない人は、何か身体的、心理的ストレスを受けたときにも、悩みを打ち明けて周囲から支援を引き出すことができないので、うつ病になっても深刻化しやすいのです。仲がよい夫婦でも、世間から孤立していれば、夫婦の一方が何かで死亡した場合に、近所、子どもともコミュニケーションがなければ、後追い自殺のリスクが高まります。

定年後には、うつ病を理解すること、コミュニケーションパターンを変えること、家族に本音を言うことの大切さに気づくこと、うつ・不安・回避傾向を変えることが肝心です。そのためにも、マインドフルネスをぜひ活用していただきたいと思います。

その上で、地域の支援制度などを、自分の子どもたちと一緒によく学習したほうがいいのです。これは、家族や自分だけでできる自殺予防対策です。

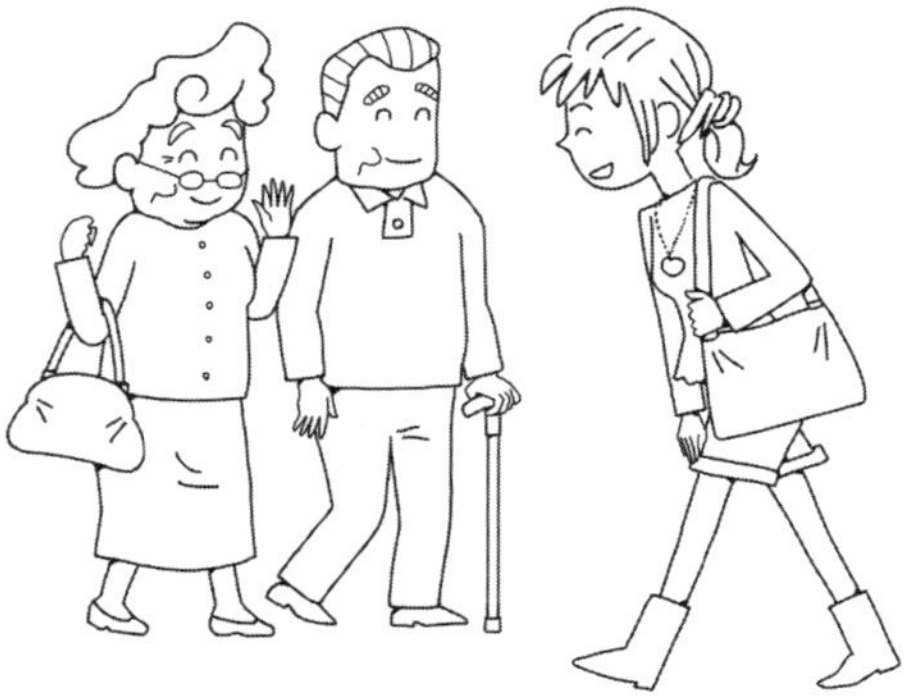

最近は高齢者だけはなく、20代、30代のうつ病、不安障害、それに起因したひきこもり、自殺も多いようです。これらのことは、心の使い方によって予防はできるはずです。できれば、高校生、大学生の頃から、マインドフルネスの考え方を学ぶのがいいと思います。

不安を解消する「マインドフルネス呼吸法」

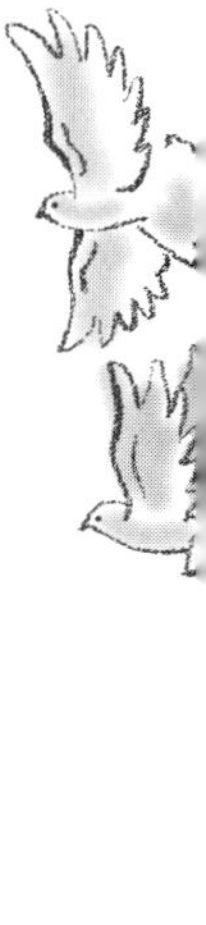

基本的な呼吸法は次のようにします。呼吸法にもいくつかあります。数えない方法と数える方法です。また、ゆっくり呼吸法ではなくて、自然の呼吸を観察する方法もあります。腹式呼吸法もありますが、心の観察を重視する場合にはちょっと難しいのでここでは省略します。呼吸法の詳細は、『うつ・不安障害を治す　マインドフルネス』（佼成出版社）をご覧ください。

【ゆっくり呼吸法】

ゆっくり呼吸法を習得しましょう。細く長くゆっくり息を吐き、吸うのは自然にすばやく吸う方法です。

目を開けて行ないます。日常生活では、目を開けて行動することが多いし、つらいこと（たとえば、不安の兆候、イライラや怒りなど）が起きるのも、目を開けているときです。
ですから、普段の生活のときのように、目からの情報を閉ざさないで練習します。目前の壁、障子などを見ながら、呼吸法を行ないます。視線は、前方、やや下に向けます。周囲に音があれば、遮断せず、音を聞きながら呼吸法を行ないます。

おしりの下に座布団などをしいて行なうと楽です。椅子に坐って行なってもいいです。背筋をまっすぐ起こして、猫背にならないように注意しながら行ないます。

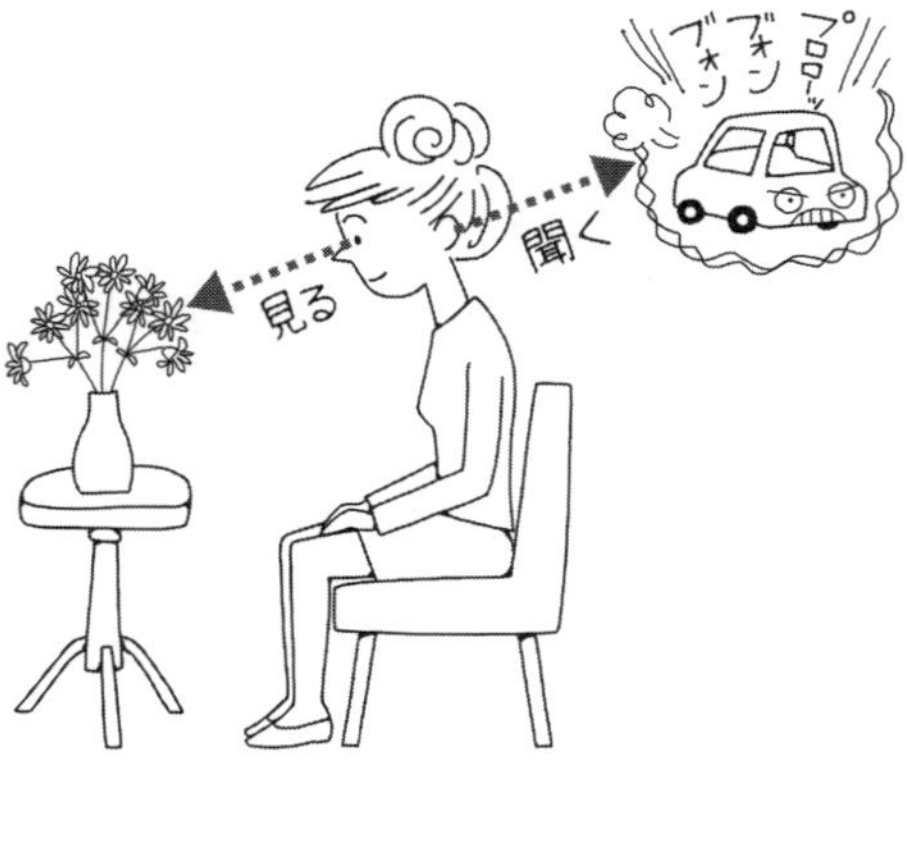

①　ゆっくり呼吸法（数えない呼吸法）

5～10秒程度で、ひと呼吸する。なお、吐くほうを長く（たとえば、3～7秒くらい）、吸うほうを短くします（たとえば、2〜3秒くらい）。必ず、吐くほうを長くします。腹式呼吸法のように腹筋を動かそうとする必要はありません。大切なことは、自分の心の観察だからです。腹筋を意識すると、心の自己洞察がおろそかになります。呼吸の速度のみをただ意識して、ゆっくりと行ないます。

こうした心の観察を織り込む場合には、数えない呼吸法が向いています。集中力の向上や思考の抑制のスキル向上には、数える呼吸法もよいでしょう。

②　ゆっくり呼吸法（数える呼吸法）

上記の「ゆっくり呼吸法（数えない）」を行ないながら、数を数える方法です。息を吐きながら「ひとーつ」「ふたーつ」……「とおー」と数えます（吐くほうを長くゆっくり）。10まで数えたらまた、「ひとーつ」に戻ります。

吐く息のとき、「ひとー」と数えて、吸うときに「つーー」とすればよいでしょう。吐きながら1から4まで数えて、吸いながら、5、6と数える方法もあります（吐く4吸う2呼吸法）。

【自然の呼吸観察法】

吐く息を長くする方法のほか、自然の呼吸を観察する方法もあります。意識を呼吸に向けると、息が出て行く、息が入ってくることがわかります。呼吸は呼吸中枢からの指令によって胸の筋肉の収縮と弛緩が繰りかえされて、空気が肺から出入りしています。それを5分、10分、観察し続ける方法です。その観察の時間中にも、感覚、感情、思考、欲求などの精神作用が動くので、それを観察します。

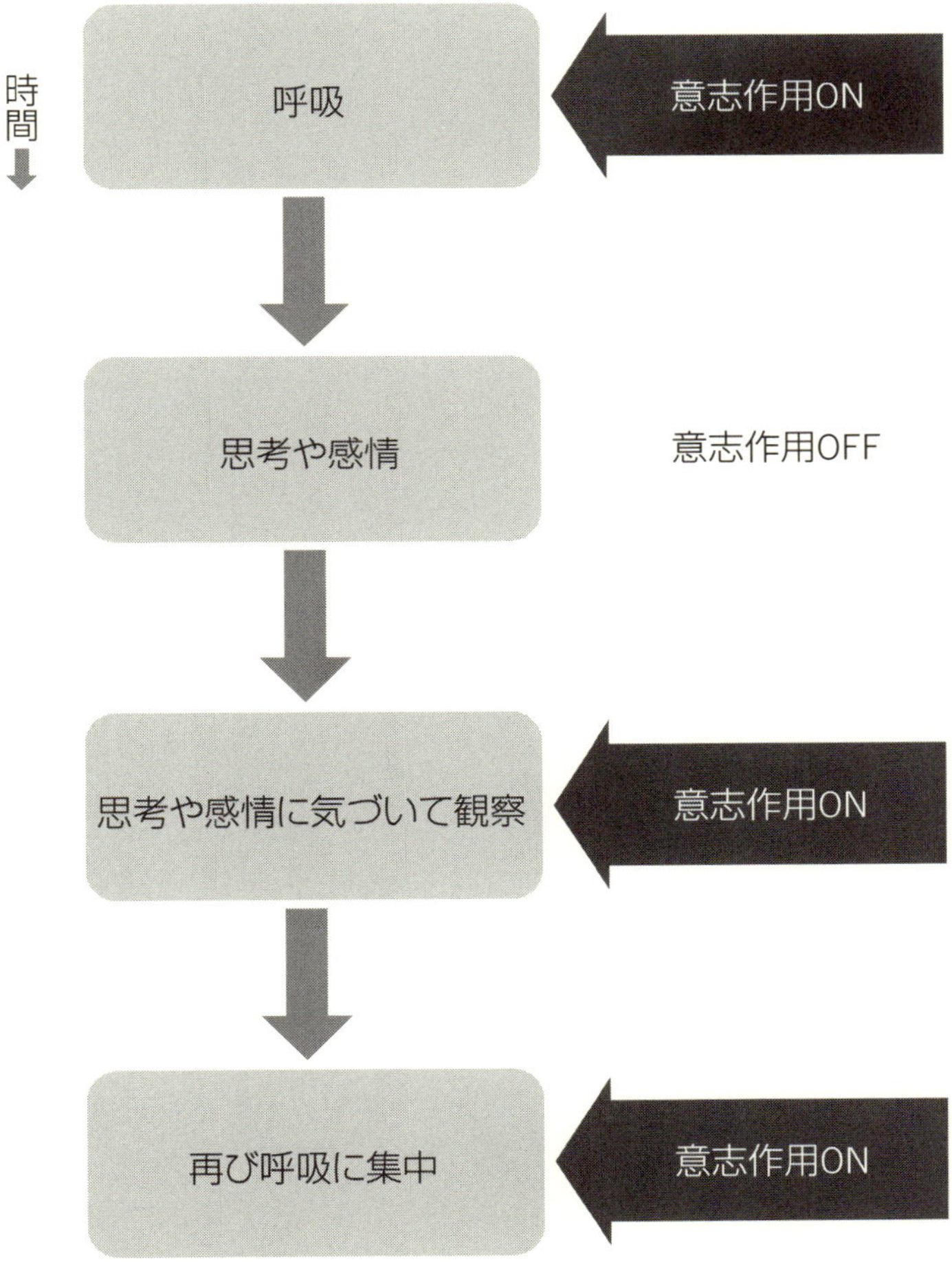
時間
呼吸
意志作用ON
思考や感情
意志作用OFF
思考や感情に気づいて観察
意志作用ON
再び呼吸に集中
意志作用ON

図 2-2　呼吸法の流れ

3章

心を平穏に保ち、病を予防するマインドフルネス

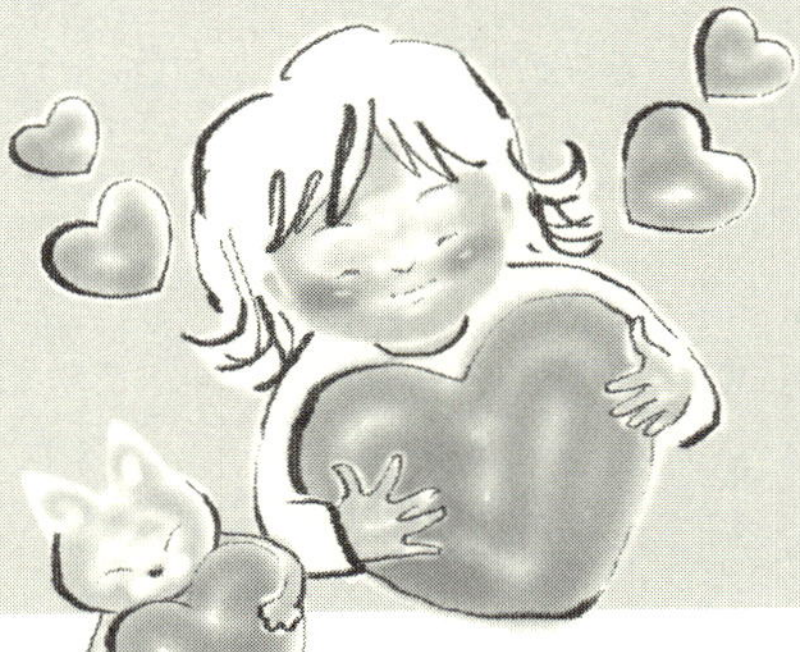

マインドフルネスの起源

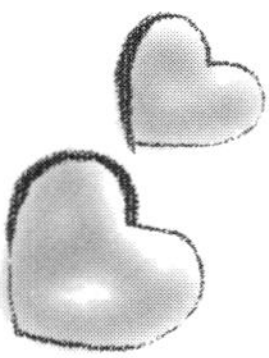

マインドフルネスは、仏教が起源

マインドフルネスは、実は、約２６００年も前にインドのブッダ（釈尊）によって始められた仏教が起源です。

釈尊の実践的な教えは、四諦《したい》、八正道、十二縁起（因縁）などに整理されています。人が悩むのは、自分のことを知らないという無明が根本原因であるとして、自分を明らかにして解脱すると苦悩から解放されると説きました。

解脱するためには具体的な実践が必要であるとして、八つの実践法を推奨しました。正見、正思、正語、正業、正命、正精進、正念、正定の八つです。そのうちの正見が哲学、智慧に相当し、正思、正語、正業、正命、正精進、正念、正定などが、特に現代のマインドフルネスに似た実践になっています。

釈尊の教えと実践は、元来、人が学習して指導者からも独立していくことをめざしています。自分の心を洞察し問題を解決するのですから、師への依存心からも解放されて自分の智慧をよりどころとして社会のために生きていくことをめざしていました。

釈尊の教えを簡潔にまとめた言葉が「自燈明《じとうみょう》・法燈明《ほうとうみょう》」です。これは次の言葉を簡略にしたものです。

「自らを燈明とし、自らをたよりとして、他人をたよりとせず、真理（法）を燈明とし、真理をよりどころとして、他のものをよりどころとせずにあれ」

この言葉が法句経では短い詩句にまとめられています。友松圓諦氏の美しい翻訳で味わいましょう（『法句経講義』 講談社学術文庫 ２０８頁）。

「おのれこそ
おのれのよるべ
おのれを惜《お》きて
誰によるべぞ

よくととのえし
おのれにこそ
まことえがたき
よるべをぞ獲ん」

誰に頼るのだ、よく自分の心をととのえて自分を頼りにしなさいというのです。仏教は他人をあてにせず、自己を学ぶことを通して自立をめざしていました。そのために「自己」とは何かを深く観察し、新しい見方を発見して（つまり自己洞察をして）、自分の心をよくととのえて、その智慧を指針として生きていくことを目標としていました。

時代の変化に適応しなくなった仏教

時代が変わって、環境やストレス・苦悩の内容も当時とは大きく異なっています。時代と実践される国が移るにつれて、仏教もさまざまな形に変容していきました。

現代日本にも、さまざまな仏教関連の本が発行されていますが、残念ながら現代人の悩み、たとえば、うつ病、不安障害、自殺などの問題を直接的に解決できるようなものにはなっていません。

一方、仏教に起源を発するマインドフルネスは、主に欧米で、心の病気の治療の領域ばかりではなく、予防医学、教育、福祉、犯罪更生などの幅広い分野の新しい手法として活用されています。心の病気レベルの問題を改善できるものであれば、「マインドフルネス心理療法」または「マインドフルネス精神療法」と呼びます。

マインドフルネス心理療法においては、最近の脳科学の研究成果や「自己とは何か」という哲学の成果も取り入れ、現代の人の心の平穏や、心の病気の回復に役立つような手法の開発に全世界の心理療法者が努めてきています。

つまり、仏教がそのままの形では現代人の苦悩の救済に貢献できなくなり、一方で、仏教の考え方をベースとして、現代人の苦悩をよく見つめ、それらの解決のために具体的に応用しようというのが、マインドフルネス心理療法が世界的に盛んに研究されている一因でしょう。

さまざまなマインドフルネス

リネハンの定義

マインドフルネスは仏教に起源があると書きましたが、仏教がさまざまな宗派に分かれたように、実はマインドフルネスにもいくつかの流派があります。流派によって内容に違いがあります。浅い感覚を対象とするものと、より深い感情、思考、欲求、さらに意志作用などを対象とするものがあります。さらにもっと深いマインドフルネスもあります。

そこで、かなり深い弁証法的行動療法（DBT：Dialectical Behavior Therapy）を開発したリネハンの定義を見ておきます。リネハンのDBTは、感覚や思考レベルの浅いマインドフルネスではなくて、かなり深いマインドフルネスです。リネハンによれば、マインドフルネスは、相互に関連する二つの集合から構成されます。

誤解のないように記しておきますと、浅いレベル、深いレベルという表現は、「浅い」＝価値が低いということではなく、取り扱う心の階層において、それぞれの役割があるということです。

「何を（what）スキル」

＝マインドフルになるために、何をするか

「どのように（how）スキル」

＝そうした行動に、どのように関わるか

「何を（what）スキル」は、

- 観察し、気づくこと
- 言葉を用いて表現すること
- 行なうべき行動に十分に関わること

何をどのようにするかという意識作用のあり方のうち、「何をするのか」とは、観察、気づき、言語表現、行動です。ここには、何を観察し、気づき、言語表現、あるいは行動するか、その内容は記述されていません。実はこの内容に浅いものから深いものまであるのですが、今は触れないでおきます。

「どのように（how）スキル」は、

①　無評価的になること、あるいは「正しい―誤り」「すべき―すべきでない」「よい―悪い」といった判断を行なわないこと

②　その瞬間の中で、注意を集中させる対象は一つだけとすること

③　個人の価値や人生の目的と一致する行動や活動にエネルギーを注ぐこと

実際に実践してみると、迷うこと、考慮すべきことがあります。簡単ではありません。①については、人間が生きていくためには評価・判断がされます。評価はするが必ずしもそれに影響されないで、価値実現の行動をできればいいとも言えます。行動の選択局面には、自分の評価が必ず入るものです。

②も簡単ではありません。一つの瞬間に二つ以上、例えば、見る、聞く、考える、

などを行なう「注意の分配」があります。会話するときは同時に見聞きし考えて発言しています。仕事の場合も同様です。感覚や思考は同時に働く場合があります。しかし、「価値実現の行為」という視点からは、一つの瞬間には、一つの価値実現しかできないのではないでしょうか。仕事の価値行為の瞬間には、家族のための価値実現の行為はできないように。

③は、非常に重要だと思います。マインドフルネスの定義をする際に、これを挙げない定義もあります。マインドフルネスというと、外界からと内部からの情報の気づき、観察という、情報の受動局面だけを問題にするものが見られますが、外界に向かっての価値への行動局面も、マインドフルネスの定義に含まれるのです。感覚、思考レベルだけではなく、行動局面がマインドフルネスに含まれます。

リネハンのマインドフルネスの定義は、価値実現の行動局面まで含まれている深いマインドフルネスと言えます。（参考：『マインドフルネス＆アクセプタンス　―認知行動療法の新次元―』編著＝S・C・ヘイズ、V・M・フォレット、M・M・リネハン　監修＝春木豊　監訳＝武藤崇、伊藤義徳、杉浦義典、ブレーン出版　254頁）

本書に書いたような定義を読むだけ、理解するだけでは、その効果は実感することができません。あくまでそれは出発地点です。

実践してこそ効果がある

仏教は理論の学習だけになって実践しない傾向になりました。ということは、その内容も魅力的ではないものに解釈されてしまった可能性があるのです。だから、昔のままの仏教や坐禅の方法でも、理論や思想の学習では、現代の深い苦悩、うつ病などが改善しないのです。マインドフルネスも同じようになってしまわないようにしなければなりません。実践してこそ、効果が現われるのです。

たとえば、「運動は、生活習慣病の改善になる」ということを頭では理解しても、実際に運動しないと生活習慣病が改善しないようなものです。

痛みの克服、うつ病、非定型うつ病、ＰＴＳＤ、社交不安障害、パニック障害などの改善も、マインドフルネスが効果をあげている例です。さらに、愛する人を失った苦悩、罪の呵責、がん患者の死の不安の克服もマインドフルネスが取り組まねばならない問題であることは明らかです。

上記のマインドフルネスの定義と哲学と問題の分析と、それを改善する実践方法によって、今、全世界の心理療法者が問題に応じて、それぞれにふさわしいマインドフルネス手法を選択して適用していく研究が繰り広げられています。ただし、先進国の中で、実践においては、残念ながら日本が一番遅れていると言わざるを得ません。

アクセプタンスとは?

つらいこともそのまま受け入れる

日本および欧米のマインドフルネス心理療法には、マインドフルネスに加えてアクセプタンスの要素があります。**アクセプタンスとは、一言で言えば「つらいことを、あるがままに観察して受け入れること」です。**

アメリカのマインドフルネスの研究者の定義を見ていきましょう。

「第一に、アクセプタンスとは、自分自身の個人的な体験に対するある種の応答として人が行う（または行わない）何らかの行為である。すなわち、我々が、思考、感覚、情動、覚醒の体験、願望や欲望など、個体内に生じる様々な刺激を受け入れる

（または受け入れない）ことを意味する。ここでいう個人的な体験とは、当然、近刺激（proximal stimulus）に対して、それを受容したり、受容しなかったりする反応のことである。体験はそれ自体が、一つの、あるいは多様な先行刺激により引き起こされるが、それは個体内から発生する刺激に導かれる個人的体験と、個体外の刺激に導かれる公共的（public）体験のいずれかに分類できるのである。」（『マインドフルネス&アクセプタンス　—認知行動療法の新次元—』（ブレーン出版）の内、Alan E. Fruzzetti and Kate M. Iverson による論文　２５０頁）

アクセプタンスとは、人生における快も不快も受け入れることです（受け入れない場合もあります）。建設的な対策をとるマインドフルネスと連動します。快・不快には、病気の症状などのような身体内からの刺激と、対人関係や社会的な出来事など外界からの刺激が考えられます。

そして、アクセプタンスには2種類あり、「変化を伴わないアクセプタンス」と、「変化を伴うアクセプタンス」があると言います。

変化を伴わないアクセプタンス

不快が存在しても、何かしらの目標を達成するために、前向きに苦痛に耐えます。言わば建設的な忍耐です。非機能的な行動を抑制できます。忍耐といっても、解決策、希望の見えない中でひたすら我慢することではありません。

「この様に、行動を我慢すること（積極的に変化させないこと）はアクセプタンスの一つの形態といえよう。」（同前、２５１頁）

たとえば、パニック障害、広場恐怖のある人が、電車に乗って、「不安・恐怖・はきけ」などの不快感におそわれたとき、次の駅で降りてしまうという行動をとらずに、目的地まで乗り続けているようなことです。

不快なものから、目を他のものに転じるのも、不快の対象そのものを変化させることに努力しない、純粋なアクセプタンスです。

「不快の程度を変化させることが本質的な目標ではなく、むしろ、個人の価値観とより近い方法や、より目標を達成できそうな方法を実行することがねらいなのである。こうした目標に注意の焦点を移すことは、不快や不満な経験を変化させるかもしれないし、しないかもしれない。しかし、いずれにしても最終的にはより大きな満足を得ることにつながるのである。」（同前、２５２頁）

たとえば、進行したがんであると宣告された人が、自分の病状や将来を思うと不安が込み上げてくるでしょう。その事実だけに集中し留まっていると、抑うつ状態となり、質の高い人生を過ごそうという意欲がなくなり、免疫力が落ちて病気も悪化するおそれがあります。実際にこのようなケースは多々あり、精神腫瘍学で研究されています。

こうした場合に、いかに現実をそのまま受け入れるか。治癒の可能性があれば、治療は受けながらも、自分の人生で大切だと思う価値実現のために生きる決意をするのもアクセプタンスです。

たとえば、病状の許す限りにおいて家族との旅行を楽しめば、めずらしい風物に接して、病気であることのつらさをほんのひと時でも忘れることができるかもしれません。加えて、家族との時間をよりよく生き、多くの思い出を作ることができます。

変化を伴うアクセプタンス

変化を伴うアクセプタンスもあります。

「ただし、この時、（中略）それと並行して変化の可能性を探ったり、不快を最小限に抑える工夫を試みることは可能である。」（同前、２５１頁）

「こうした工夫を行っても、彼女が上位の（本来の）目標や欲求に従って行動を続ける限り、彼女は苦痛を受け入れ続けることに変わりはない。このように、アクセプタンスは変化に対してエネルギーを注ぐことを否定するものではない。ただし、そのエネルギーが、本来の目標に向けた効果的な働きかけの維持を減退させる、あるいは阻止するものであってはいけない。」（同前、２５１頁）

たとえば、前記の例において、不快を感じたときに呼吸法を行なってみると、不快感がやわらぐことがその例です。それを行ないつつ不快を受け入れ続けます。そして、その試み（不快感がやわらげる）が失敗したとしても、成功したとしても、電車はやがて目的地につきます。逃げなかったという体験は大きく、パニック障害の治癒に向けて大きな一歩を踏み出したと言えるのです。

「エネルギーを注ぐことを否定するものではない」というのは、害にならない対策（この場合は呼吸法）を否定しないということです。

また、「エネルギーが本来の目標への働きかけを減退、阻止してはいけない」というのは、エネルギー、すなわち努力を、害になるようなことに注ぐのはよくないということです。飲酒、改善効果のない宗教的な行為などは、依存症になるおそれがあります。こうした方向に努力しても、問題解決にならず、目的を達成できない可能性もあります。

うつ病、不安障害の人が種々の健康法や宗教実践を試みても悪化するというケースが実際にあります。しかし、マインドフルネスのように長期間かけて治すという、「変化を伴うアクセプタンス」も考えられます。うつ病や不安障害などは治るのですから、「治るという変化」を希望して、適切な改善行動をすべきなのです。

次のような、高度のアクセプタンスもあります。

「状況に対する別の視点や、状況と不快さとの関係に気づくこと、苦痛を和らげる（あるいは全く苦痛を消し去る）ような新しい刺激を作り出すことも行われる。こうした種類のアクセプタンスには、苦痛をもたらす誘発刺激を、異なる応答をもたらすような別の刺激に変換する過程が含まれている。」（同前、２５１頁）

たとえば、マインドフルネスを実践して、ストレス、感情などの関係を理解するとか、根底にある自らの「本音」に気づいて、新しい反応をとることは、「状況に対する別の視点や、状況と不快さとの関係に気づくこと」の例でしょう。

「新しい刺激を作り出す」という例は、不快感を抱いたときに、害にならない方策、たとえば音楽や読書に心を向けるなどです。

このように、アクセプタンスは心の病気や対人関係の改善、非行・犯罪の治療、予防、再発防止などに貢献するのです。アクセプタンスは、マインドフルネスの実践ができることが前提となります。繰り返しますが、アクセプタンスも、思想、理論の理解だけに留まっていては、問題が現実に改善しません。具体的な実践が必要です。

ここでは、アクセプタンスの一般的な定義を見たのですが、現在、一般的なマインドフルネス、アクセプタンスを基礎として、それぞれの障害や問題に最も効果があるように、技法の多少の付加・変更、期間の選択、個別か集団か、などの試験研究が行なわれています。

以上が、欧米のマインドフルネス心理療法家のマインドフルネス、及びアクセプタンスの定義です。

第3世代の認知行動療法として、アメリカから日本に

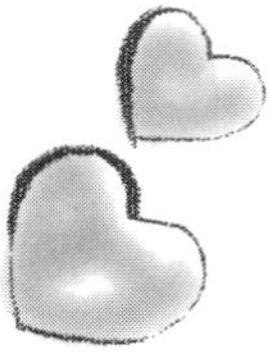

認知行動療法の発展

重いうつ病には、薬物療法がある程度の効果があります。しかし、薬物療法で効果がない人もいて、心理療法が適用されてきました。うつ病に効果があると認められているのが認知療法です。

これは、1960年代にアメリカのベックが開発しました。「うつ病の患者には、認知（考え方）のゆがみがあるので、つらい思考や効果のない行動をしてしまい、うつ病が治らないのだ」という仮説に基づく心理療法です。考え方を変えるような援助をします。しかし、日本うつ病学会治療ガイドラインによれば、軽症のうつ病には、効果が確認されていません。

うつ病は、各種の薬物療法や認知行動療法を併用し、1年から1年半かかっても改善するのは7割程度と言われています。また、いったん軽くなっても再発があります。特に、非定型うつ病は従来の治療法ではまだ治癒率が高くありません。従来の認知行動療法では治らない患者に対して効果的な心理療法の研究開発がアメリカで進められました。

認知行動療法は歴史的に発展しており、第1世代が行動療法、第2世代が認知療法、そして、第3世代の認知行動療法がマインドフルネス心理療法であると言われます。

アメリカのマインドフルネス心理療法

認知療法に反応しないうつ病や不安障害もあって、アメリカの心理療法者は、さらに、効果がある心理療法を探索してきました。そこで目をつけたのが、マサチューセッツ大学医療センターのジョン・カバットジンが始めたマインドフルネス・ストレス低減法（MBSR：Mindfulness-Based Stress Reduction）でした。

これは、内科、外科、耳鼻科、婦人科など、身体の病気の症状（特に「痛み」）で、心理的な要因が大きく関係していると推測される患者の症状を緩和するために開発された心の用い方の訓練プログラムでした。

このプログラムは精神疾患の治療に効果があるのではないかと、アメリカの心理療法家が臨床に適用する研究を続けてきて、かなりの効果があることが確認されました。従来の薬物療法や認知療法で効果が見られなかった患者でも、効果があることが報告されています［注※］。

認知を変えることが難しかった精神疾患の患者、認知を変えても症状が改善しなかった患者に効果がある場合があります。表のようなマインドフルネスの心理療法が開発されました。

注※　『マインドフルネス&アクセプタンス　―認知行動療法の新次元―』（ブレーン出版）

表 3-1　種々のマインドフルネス心理療法

開発国	療法の名称	主な適用症
アメリカ	マインドフルネス・ストレス低減プログラム（MBSR）	痛みの緩和
アメリカ	マインドフルネス認知療法（MBCT）	うつ病の再発予防
アメリカ	弁証法的行動療法（DBT）	パーソナリティ障害の治療
アメリカ	行動活性化療法	うつ病の治療
アメリカ	アクセプタンス・コミットメント・セラピー（ACT）	うつ病、精神病、薬物乱用等
日本	自己洞察瞑想療法（SIMT）	うつ病、非定型うつ病、PTSD、パニック障害、社交不安障害、過食症の治療

マインドフルネス心理療法の共通の特徴

アメリカと日本のマインドフルネス心理療法には共通の特徴があります。人には感覚、思考、感情、欲求などさまざまな心理が働きますが、マインドフルネスとは、そういう自分の心の中で働く心理現象を観察して気づくこと、それを言葉で表現すること、無評価的になること、たとえつらくとも受け入れて耐えること、などが含まれます。そして、自分の価値や人生の目的と一致する行動や活動に意識を向けることまで含まれます。そのようなマインドフルネスの心の使い方ができれば、人生においてつらいことがあっても、苦しむだけの思考にとらわれないため、うつ病にもならず、無茶な行動をせず、価値実現の行動ができます。

ただし、**どのような苦悩、どのような問題をマインドフルネスするのかということから、治療の手法が異なっており、前記のようにさまざまなマインドフルネス心理療法が開発されたのです。**

どういうことかというと、身体的な痛みがとれないでうつ病になった場合と、人間関係がうまくいかない苦悩によるうつ病と、がん患者が死を意識する苦悩によるうつ病とは、その苦悩の意識作用の深浅と複雑さが違います。それぞれの問題に合致したマインドフルネス心理療法でないと効果が薄いのです。

たとえば、前記のうちマインドフルネス認知療法は、寛解期に行なう、3回以上再発したうつ病患者の再発予防法です。治療法ではなくて再発予防法です。重症期に行なっても、改善するとは限りません。

しかし、行動活性化療法やSIMTは重症から軽症のうつ病まで改善する心理療法です。SIMTでは非定型うつ病も改善します。それぞれの問題に応じたマインドフルネスを、それが提案している期間適用すれば改善が期待できます。

V・E・フランクルも言っていますが、意識作用には浅いものから深いものまであるのです。深い精神から起きている問題に、それより浅い意識作用による心理をマインドフルネスしても効果はありません。自分が消滅する死の不安の苦悩は、痛みの感覚や電車に乗れない不安の苦悩とはまったくその種類が違うように。

日本でも筆者が心の病の治療支援に20年前から用いてきた

私は、1993年から、うつ病や不安障害の人を治すための援助に、坐禅の方法を用いてきましたが、援助したい人が誰でも習得できる心理療法として体系化して、「自己洞察瞑想療法」（SIMT：Self Insight Meditation Therapy）と名づけました。

これは、欧米で開発された種々のマインドフルネス心理療法と類似します。マインドフルネスの形式的な手法はほとんど同じものがあるからです。

しかし、人間のとらえ方の哲学、理論的背景も技法もかなり違うところもあります。薬物療法や他の心理療法でも治らなかった重いうつ病、非定型うつ病、パニック障害でも、改善できるようになりました。

クライエント（患者）のグループセッションや、支援者の養成講座のために多数のテキストを配布していました。それを1冊の本として再構成したものが、2013年6月に、『うつ・不安障害を治すマインドフルネス――ひとりでできる「自己洞察瞑想療法』』（佼成出版社）として出版されました。

131～132ページのグラフは、自己洞察瞑想療法を受けて、実際に改善した人のデータです。薬物療法や第2世代の認知行動療法などを受けても治らなかった患者さんが、半年でかなり改善して、さらに1年ほどで完治しています。

何年も治らない人、再発を繰返した患者さんでも治るのです。心理的ストレスによって生じていた脳内の神経回路の変調が、自己洞察法を織り込んだ呼吸法の繰り返しにより回復するのです。

うつ病やPTSD、パニック障害、社交不安障害は、薬物療法で改善しなかった場合にも、SIMTで改善する例が多いのです。さまざまな意識作用を観察し価値実現の行動ができる深い「意志作用」のマインドフルネスの訓練をして、1、2年ほどで改善します。

この心理療法は、重い心の病気でさえも改善するのですから、予防や自己成長のために、効果があることはもちろんです。

私の地元、埼玉県の数箇所で、予防、成長のための「心の健康クラブ」を開催しています。参加される方が、悩みごとが生じた場合に何とか乗り越える手助けをし、うつ病にかかったり、重症化しないような効果をあげています。

２００５年から２０１１年に行なった月１回の集団プログラムによる改善例をグラフで示します。

最悪が０点、まったく症状がないのが１００点です。およそ、半年経過のときと、カウンセリングを終結するとき（クライエントによって12か月目と18か月目）に自己採点してもらいました。

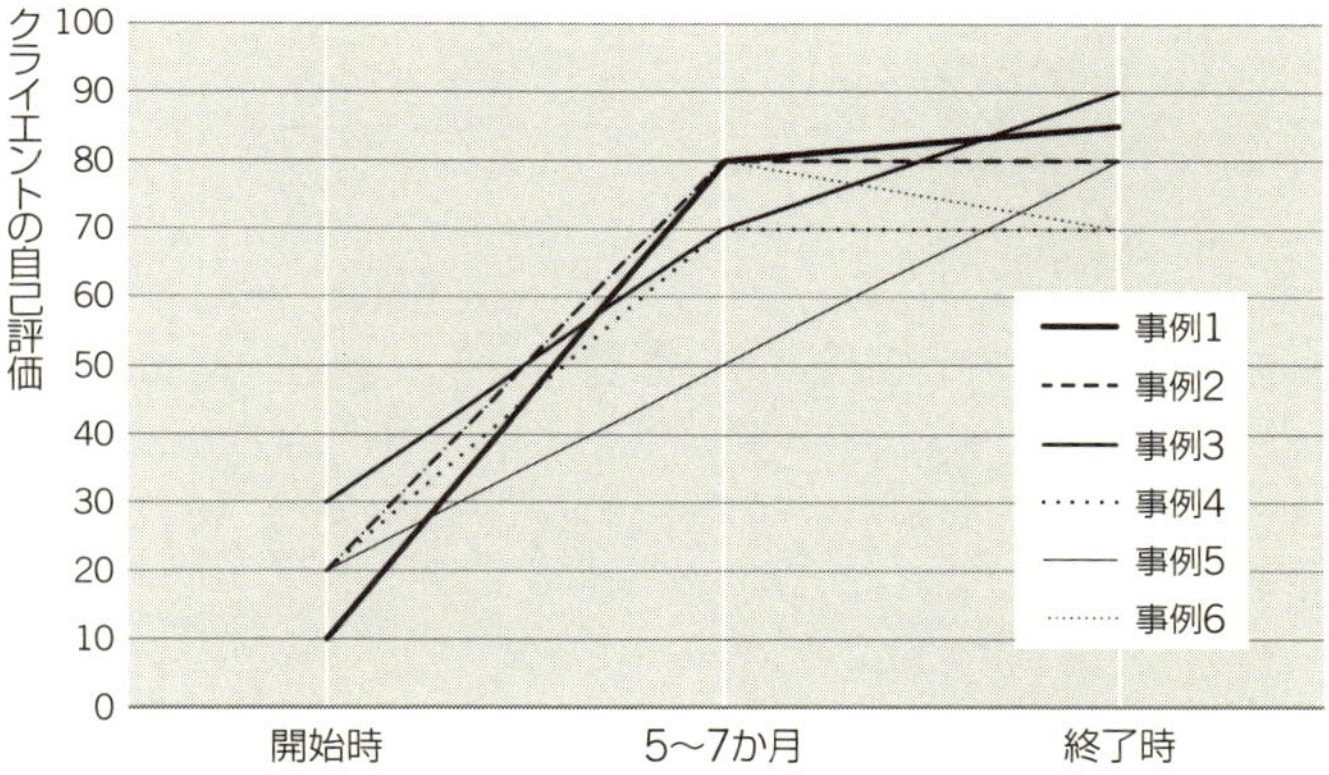

図 3-1　改善効果・うつ病（抑うつ症状）

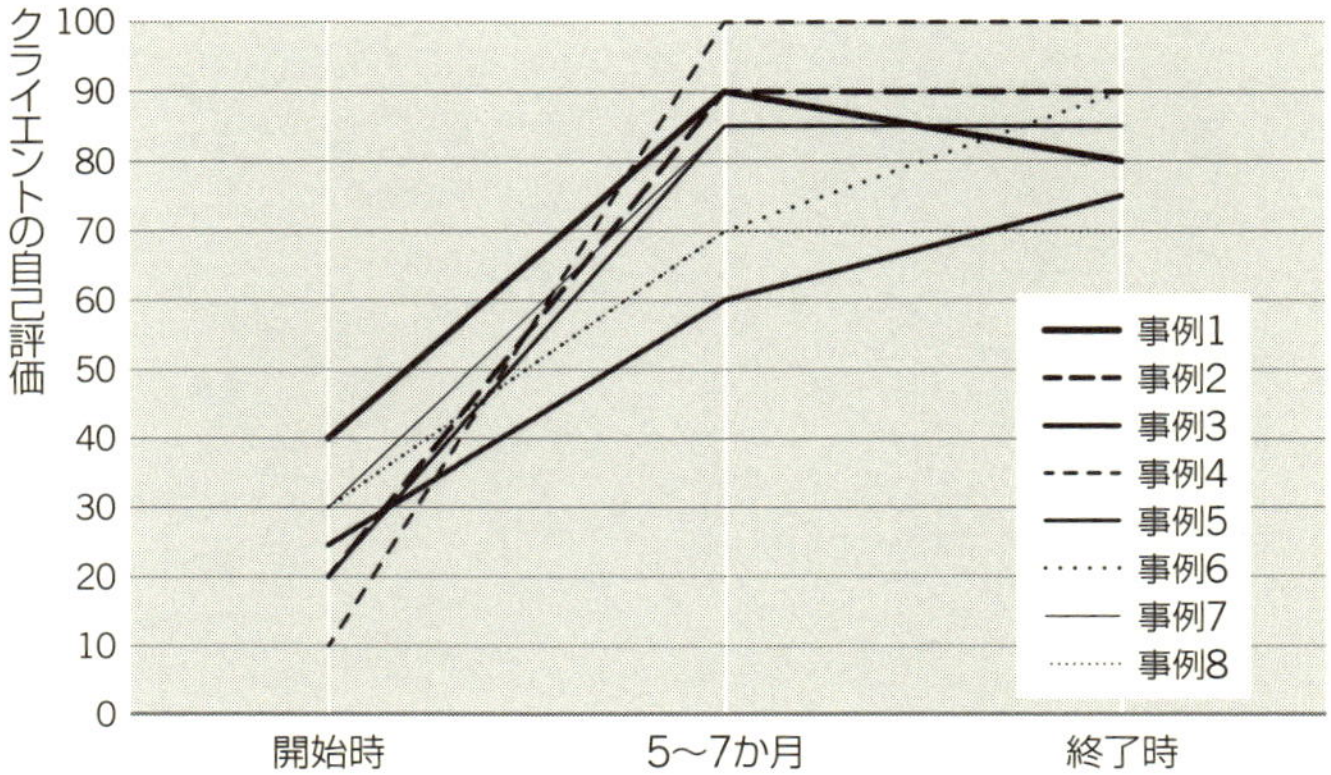

図 3-2　改善効果・非定型うつ病（鉛様麻痺感）

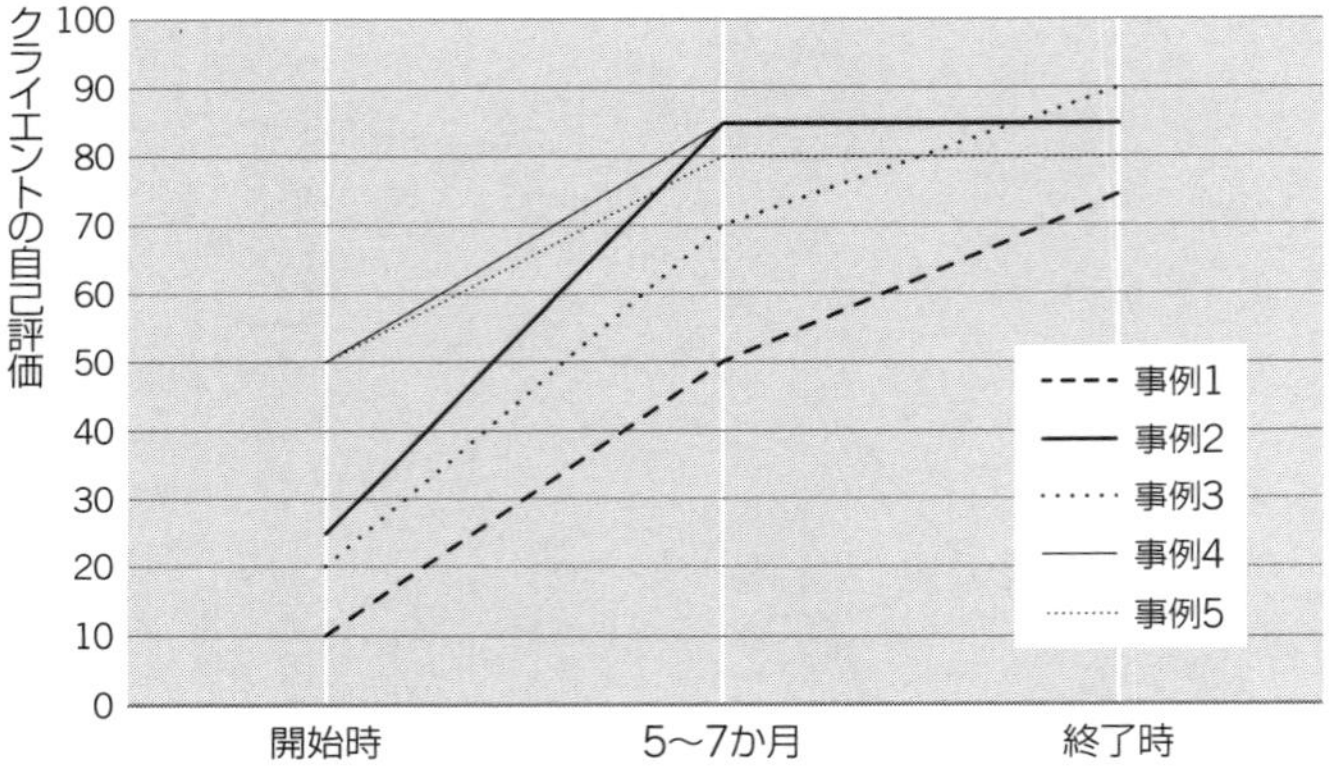

図 3-3　改善効果・パニック障害（過呼吸・息苦しさ）

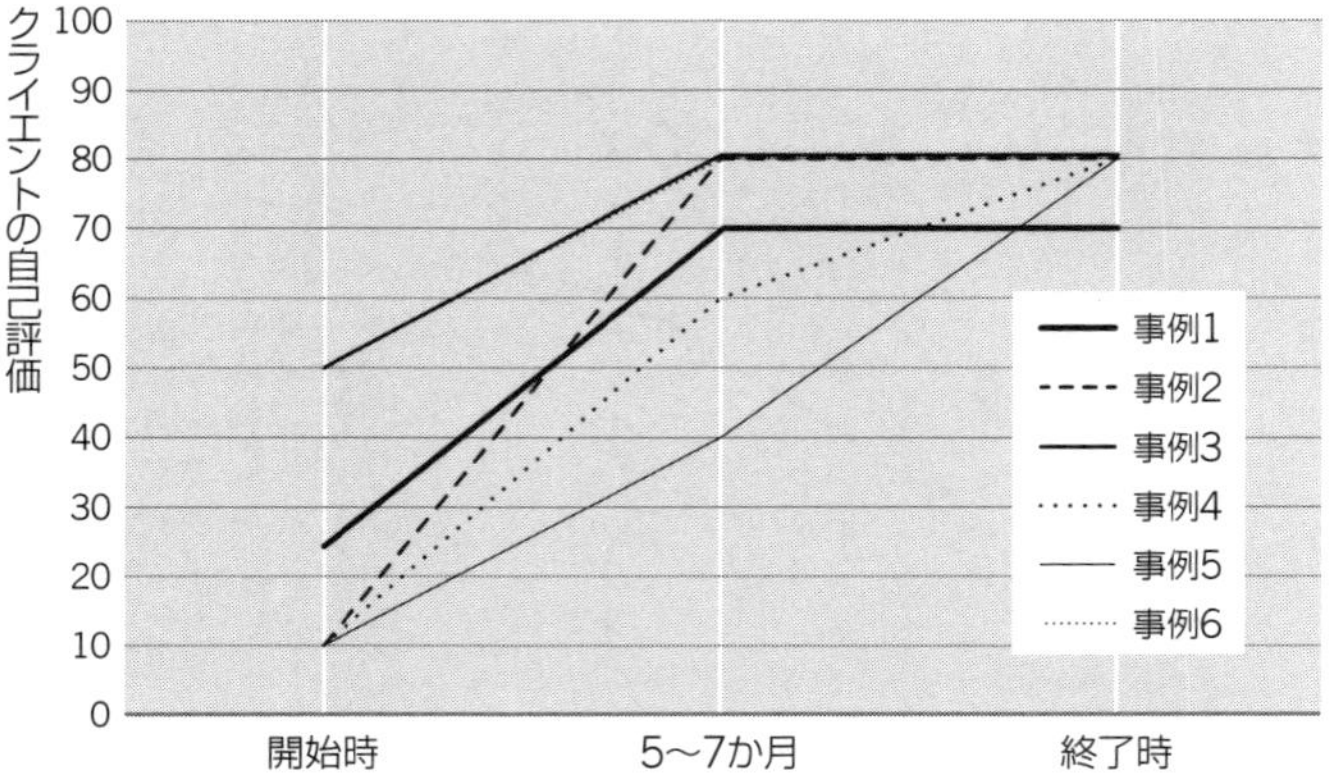

図 3-4　改善効果・痛み（うつ病・不安障害に伴う、頭痛・胃痛などの身体的痛み）

生きがいを見つけ持続するメソッド

宗教との違い

マインドフルネスは宗教ではありません。たとえば、マインドフルネスを世界的に普及させるもとになったジョン・カバットジンのマインドフルネス・ストレス低減法（ＭＢＳＲ）は、痛みの克服法であり、身体の病気の症状緩和の医療法です。

それを活用したマインドフルネス認知療法（ＭＢＣＴ）は、うつ病の再発予防法であり、精神医療です。日本の自己洞察瞑想療法は、うつ病、非定型うつ病、ＰＴＳＤなどの治療法であり、精神医療の一部です。

そして、マインドフルネスの概念は人間の心理、精神のあるがままの姿を探求するものであるため、教育、福祉、予防医学、犯罪更生、働く人やがん患者のメンタルケアほか、さまざまな分野に活用されています。

宗教は共通の絶対者、つまり、神や仏を崇拝し、その集団の規定する共通のルールを守ります。一方、マインドフルネスは個人のそれぞれの生きがいを見つけて、その実現をめざして行動します。

「生きがい」のことをSIMTでは「価値」といいます。集団全員に共通ではなくて、個人個人の個性的なものです。農業でも教員でも医師でも会社員でも、家族のための家事も、みな価値、生きがいです。家族を愛することも生きがいです。生きがいは他者のためになる行為の中に発見されます。

人間は社会的な存在であるために、社会の利益になるような行為をすることで生命を維持するようになりました。人類が世界に現われた頃、生存のためには、食物を獲得して、敵から身を守り、子孫を残す必要があるために、協同する必要がありました。生き残るための規則や、それに違反する者への罰がありました。それが遺伝的に、進化的に受けつがれているのです。自分と集団が存続するために集団内でルールを守り、役割を分担しなければなりませんでした。（参考：『宗教を生み出す本能』ニコラス・ウェイド、ＮＴＴ出版）

集団の利益になる行為を「利他」と呼びます。人は集団のため、他者のためになりたいという意識、利他の欲求を遺伝的、進化学的に、先天的に持っています。だから、本来は利他の能力を持っているのです。

ところが、何らかの原因によって、充分に利他ができない状態になると本人が苦しみます。利他、つまり人のために生きることができないことに苦しむのは、進化的に協同しないと集団が存続できないという大昔からの役割意識が続いているからなのだという説があります。

このような個人と社会の在り方を、西田哲学では、「個人は世界を創造していく」と言います。無数の個人が社会に何かの行為をすることによって協同して世界と個人を存続させています。それぞれの個人は、「創造的世界の創造的要素」であるのです。

この哲学を実現するために必要になる精神の持ち方を習得して、利他の行動をできるようにするのが、日本的なマインドフルネスである自己洞察瞑想療法（ＳＩＭＴ）の目標であると言ってよいでしょう。

利他は、他者のため、家族のため、社会のため、という共同体に貢献することですので、その共同体の中に無限にあるのです。共同体が存続していくためには、構成員にすべて同じ役割を押し付けるのではなく、さまざまなサービスを必要とするからです。すべての構成員が道具造りだけして、農業をする人がいなければ、全員が飢え死にします。だから、仕事には多様性があります。農業、漁業、建築、医療、子育て、道具造り、芸術など、個人にはしたいことや得意な分野が違っています。

個人ができることを提供して、できないことで必要であるものは他者からのサービスを受けます。集団の中で分かち合います。そして、生きがいを集団の中に見つけます。今日では多種多様の集団がありますので、多くの可能性があると言えます。

マインドフルネス心理療法は神経科学をつなぐ

さまざまな心の病に効果が

元来、自己洞察瞑想療法（ＳＩＭＴ）は、うつ病やＰＴＳＤなどのように脳内に病理が生じていると推測されるものの改善のために開発されました。ですから、その問題の生じている原因や改善の説明において、マインドフルネスの手法では、神経科学との関連を検討します。

たとえば、うつ病には抑うつ症状や集中力の低下があり容易に回復しませんが、否定的・嫌悪的な思考が陰性の感情を生んで、副腎皮質ホルモンを分泌し、大脳辺縁系や前頭前野などに病理を生じていると推測します。

そうすると、否定的・嫌悪的な思考を停止すればいいという哲学的な対策を考えます。思考を停止するのは意志作用であると考察し、うつ病の改善のための治療法として、意志作用により嫌悪的な思考を停止できる手法を訓練するというマインドフルネスの手法を用いようと計画します。

感覚、感情、思考、意志作用などの人の種々の意識作用を哲学的、および、神経科学の両方の関係を考慮して、治療法や改善の方針を立てます。認知療法は思考レベルであり、意志作用レベルではありません。**認知（思考）よりも深い意志作用（フランクルが言う精神のレベル）の活性化がねらいです。**意志作用は認知よりも深いので、認知療法で扱えないクライエントでも治ることがあるのです。

また、精神疾患のない人が認知療法をやろうという動機はあまりないでしょう。ですが、意志的レベルのマインドフルネス心理療法ならば、うつ病などの心の病の予防法として、あるいは自分を深く洞察していく日本の禅や西田哲学のような自己探求を生涯継続する動機づけもあるので、実践しやすいでしょう。加えて、やがて来るかもしれない「がん告知」、自己の死に対する不安や恐怖をも乗り越える精神を成長させることができるでしょう。

人間は、集団、社会の利益になるような目的をめざして行為します。人間は社会的な存在ですので、生きる集団、社会の中で受け入れられるように行動します。

進化的に、集団、社会を害する行為をすると他の多数の人間から批判されたり追放されたりしてきました。昔から集団、社会に適応するような自分の種々の意識作用をコントロールしてきました。そうした精神の使い方は現代にも継承されており、自分と集団の利益、目的に調和するように自分のさまざまな意識作用を統合する作用を意志作用といいます。

こうした意志作用を現代の苦悩の解決に貢献させようとします。自分や集団の利益に外れて、自分や他者、集団を苦しめることになる意識反応パターンを解析して、改善の方針を哲学的に考察します。

それと同時に、哲学的考察と神経生理学的な反応とを考慮して、改善できる可能性があれば、改善のためのマインドフルネス、アクセプタンスの手法群を選択します。

改善方法の仮説を構成して、一定期間実際に適用してみて、改善するかどうか評価します。

このように、実際に試験的に適用してみて効果があったものが、適用できる問題、疾患であると標榜します。こうして、うつ病、非定型うつ病、パニック障害、心的外傷後ストレス障害（ＰＴＳＤ）、過食症などに効果があることがわかりました。

自己洞察瞑想療法（ＳＩＭＴ）は、他の病理や病理ではない問題にも改善効果がある可能性があります。心理的な反応、神経、免疫、内分泌は関連していますので、ＳＩＭＴがさまざまな病気の改善、予防に貢献する可能性を説明できます。

家族の緊張不和、がん患者の闘病意欲の向上、仕事におけるミスの低減、さまざまな精神疾患、身体疾患の治療や予防、その他多くの領域に貢献できる可能性があります。神経生理学的な関連を推測できるものとまだ関連づけができないものもあります。

アクセプタンス・コミットメント・セラピー（ACT）とは

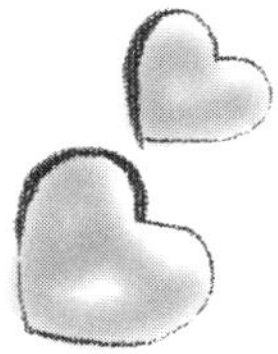

ACTとは

アクセプタンス・コミットメント・セラピー（ACT）というマインドフルネスの1種があります。

ごく簡単に説明しますと、**ACTは行動分析学を基盤に生み出された、マインドフルネスの技法を用いたカウンセリングの手法です。**クライエントが「アクセプタンス」と「コミットメント」を実行できるようにします。マインドフルネスの技法は、行動分析学の発展から用いるようになったものであり、禅を参照したわけではありません。

コミットメントとは、具体的なホームワークや行動的エクササイズを使って、価値に沿った（障害からの回復に）効果のある行動をすることです。

クライエントは、いくつかのカウンセリング技法を指導してもらって、依存・回避・強迫などの害になる行為（非機能的行為）ではなくて、害にならない行動を自分で実行できるようになります。種々の精神疾患の改善に効果があると報告されています。（『マインドフルネス&アクセプタンス　―認知行動療法の新次元―』ブレーン出版　1章）

ACTの3種の自己

ACTは、3種の自己を観察しますので、参考までに見てみましょう。

①　概念としての自己

「概念としての自己」は、嫌悪的な内容を持つものが自己とされて対象として描かれ、主観が嫌悪されています。思考された自分です。

②　プロセスとしての自己

見えるもの、聞こえる音、考えた内容など、心理事象が次々と流れていきます。この流れゆくプロセスが観察されます。この流れ、プロセスそのものが自分であるように感じます。

③文脈としての自己

さまざまな心理事象の流れ、プロセスを観察できます。苦しみも観察することで苦しみと自分は別であることを体験できます。この自己体験を「観察者としての自己」、「超越した自己」と呼んでいます。

自己を苦しみそのものととらえるのではなく、苦しみが起こる「文脈」として体験するのが「文脈としての自己」です。

こうしてさまざまな自分が意識されます。このように自分の見方が深くなると、悩むことが少なくなります。うつ病、不安障害などの予防・改善になります。このレベルのマインドフルネスが自己洞察瞑想療法（ＳＩＭＴ）やＡＣＴであるということになります。

4章

より深くマインドフルネスを理解するために

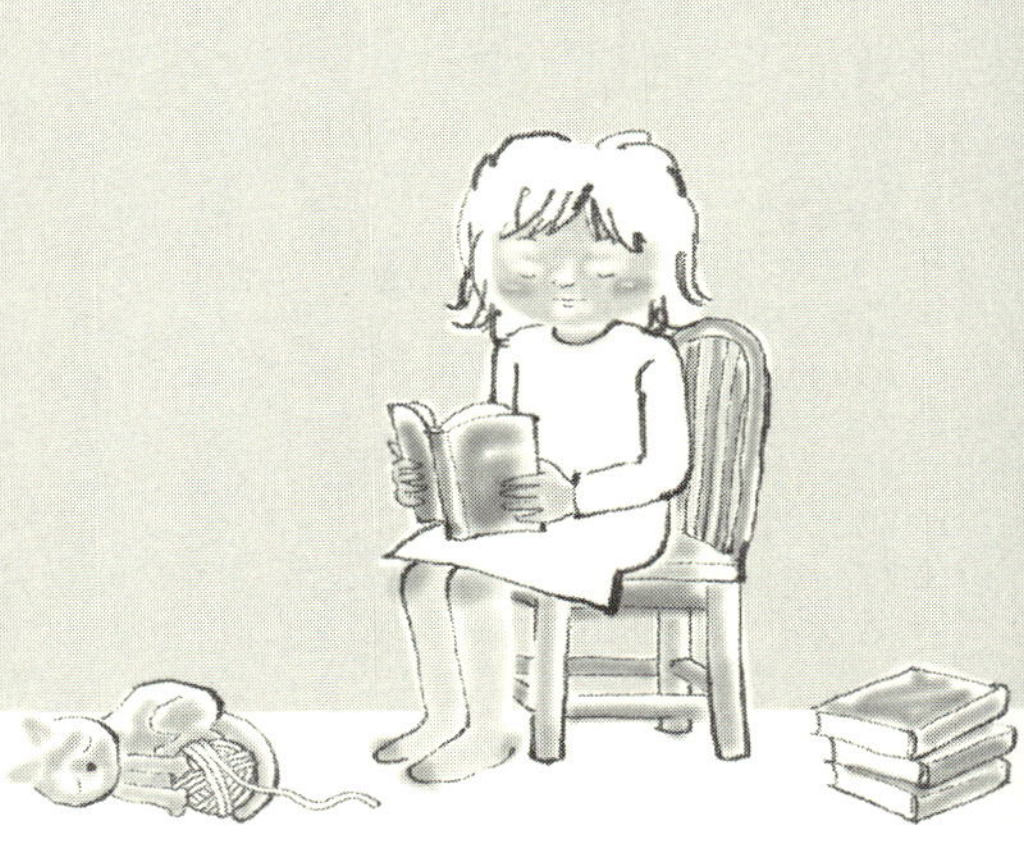

心に振り回されない

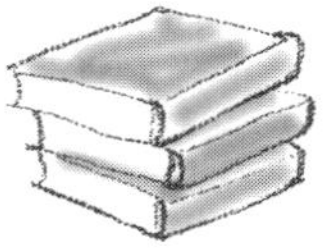

検討すべき四つのこと

前章では、マインドフルネスの歴史や、さまざまなレベルに対応した多種にわたるものがあることを説明しました。この章では、やや難しい話になりますが、より深いマインドフルネス（自己洞察瞑想療法）を理解していただきたいと思います。哲学的で専門的な話が多くなり、読みにくい部分もあると思いますが、お付き合いください。

心は常に変化しています。目を閉じて、1分でも自分の心の動きに集中するとそれがよくわかるでしょう。常に心の中には思考が渦巻き、さらに外的環境からの刺激によって、気分が沈んだり、明るい気持ちになったりするものです。

しかも、そこには脈絡がほとんどありません。晴れたり曇ったり、大雨になったり、暴風雨が吹き荒れたり、まるでそれはくるくる変わる激しい自然気象のようでもあります。

そんな心に振り回されれば、仕事でミスをしたり、他人との軋轢を生んだり、子育てにおいて子どもを強く叱りすぎたり、自分や他者を苦しめることにもなりかねません。

心に振り回されないためには、どうしたらよいのでしょうか。

本屋や図書館に行けば、参考になる智慧を教えてくれる書籍がたくさん並んでいます。ただし、**どれだけたくさんの書籍を読んでも、知識的に理解されるだけに留まり、生活の中で行為的に生かされないならば、現実にはほとんど変化が起りません。**

心に振り回されないためのマインドフルネス的実践と行為的実現とはどういうものでしょうか。ここではマインドフルネスの視点から、次のことを検討してみましょう。

① **思考が生まれる前の生命の躍動感にあふれた世界に気づく**

心はすぐに思考に移って騒ぎますが、思考以前の段階があります。

② **自分や環境世界の構造について知る**

自分とは無関係に、別にあるように思ってしまう世界・社会・環境は本当に自分の外にあるのでしょうか。

③ **エゴイズムが人間に本質であることを知る**

自分の価値観によるエゴイズム、本音を自覚します。

④ **自分の生きがいを見つけ、確認し、守る**

社会の中で生きる自分は社会の中で生きる意味を見つけ、見つけた価値を大切にします。

思考が生まれる前の躍動感にあふれた世界に気づく

言葉（思考）以前の世界

日本では昔から、思考以前の心のあり様が探求されていました。平安時代からの仏教書、古文書、芸術などに宿る日本の精神を紹介した仏教学者の鈴木大拙（1870～1966年）は、こうした心のあり様を、「日本的霊性」と言いました。

また、西田幾多郎は日本的な深い精神構造を哲学的に記述しようとしました。初期の西田の著書『善の研究』に思考以前の心のあり様が説明されています。ただし、その25年後に西田は書いています。

「今日から見れば、この書の立場は意識の立場であり、心理主義的とも考えられるであろう。然《しか》非難せられてもいたしかたはない。しかしこの書を書いた時代においても、私の考えの奥底に潜むものは単にそれだけのものでなかったと思う。」（『善の研究』昭和11年「版を新たにするに当たって」　岩波文庫　6頁　引用は旧字を新字に改め、一部読みにくい漢字を平仮名表記にしています）

自己とは何かという、存在についての哲学としては不十分であったというのです。それでも、私たちの心のあり様を説明してくれているので、検討してみるのにいい材料であると思います。西田はこう書いています。

「経験するというのは事実そのままに知るの意である。全く自己の細工を棄てて、事実に従うて知るのである。純粋というのは、普通に経験といっているものもその実は何等かの思想を交えているから、毫《ごう》も思慮分別を加えない、真に経験そのままの状態をいうのである。例えば、色を見、音を聞く刹那、未だこれが外物の作用であるとか、我がこれを感じているとかいうような考えのないのみならず、この色、この音は何であるという判断すら加わらない前をいうのである。それで純粋経験は直接経験と同一である。自己の意識状態を直下に経験した時、未だ主もなく客もない、知識とその対象とが全く合一している。これが経験の最醇なるものである。」（『善の研究』第1編第1章）

まるで、赤ん坊が世界をありのままに見て受け入れる様のようです。マインドフルネスの実践では、この説明にあるような心のあり様を観察します。ただし、対象的に意識されるものは限界があります。「純粋経験」はマインドフルネスでも観察できません。

思考、言葉を獲得する以前の私たちは、赤ん坊であり、幼児でした。その頃の記憶は大人になればほとんど失われてしまいます。しかし、考えてみれば、主・客の区別がなく、先入観などの価値判断もなく、物事をありのままに、経験をそのままに受け入れていた時代が私たちには確かにありました。

大人になった私たちにも外部の刺激によって、見た瞬間、音を聞いた瞬間、「ただある」ことが意識される瞬間があります。

たとえば、散歩していて自動車に出合う。自動車の形を見て、〈ブー〉という音を聞く。「自動車」という言葉で認識する前の瞬間があります。〈ブー〉という音を聞き、形を見る、それは一瞬の感覚ですが、そのときはすでに対象的に客観として自動車をとらえています。

〈ブー〉という音と「自動車」という言葉は、ほとんど間をおかずに意識上に現われますから、両者の区別は難しいのですが、注意深く観察すれば違いがわかるでしょう。

「自動車」とは、言葉で理解しますから、一種の細工が加わっています。つまり、「人を運ぶ乗り物」「かっこいい機械」「早いスピードで動くもの」「音がうるさいもの」「排気ガスを出すもの」など、人によって、その経験からさまざまなイメージが浮かんでくるものでしょう。**この「何である」という判断は避けられないとしても、それに対する評価は保留することができます。**

「音がうるさいな」とか「運転がずいぶん荒っぽいな」などという評価・判断をすると、それが「思考」であることがはっきりわかります。

なお、見たもの、聞いたものを即座に言葉にしたとしても、それが正しいとは限りません。〈ススキ〉を見て「おばけ」と言葉にしたり、建築現場の工事による〈振動〉を「地震」と言葉にするかもしれません。評価の言葉は必ずしも真実ではないのです。

見たり、聞いたり、身体の痛みを感じたりする瞬間に、「ただ存在する」ことは否応なしに意識されますが、評価の言葉に移っていかないようにしてみると、その出来事のあり様がよくわかってきます。

言葉以前のあり様は、事実そのままに近いものです（事実そのままは純粋経験）。経験とは、必然の出来事であり、生命の働きそのものから起こり、止めることはできません。それらに評価を加えていなければ、悩みにはなりません。

赤ん坊や幼児は、ほとんど悩みは持たないでしょう。しかしながら、私たちは今から赤ん坊や幼児に戻ることはできません。経験や知識の蓄積によって、日々、創造し、生活を送っているのです。

大人になれば、仕事のこと、人間関係のこと、家族の健康のことなど、悩み事はたくさんあります。だからこそ、言葉以前の世界があることを理解していて、そのつもりになれば、その状態に留まれる心の実践スキル、つまり、マインドフルネスのスキルがあれば、人生が変わってくるかもしれません。

ところで、西田は純粋経験においては、「未だ主もなく客もない、知識とその対象とが全く合一している」と言っています。私たちが理解するべきことは、ただ「無評価」というだけでは足りないようです。主観と客観がない、知識と対象が合一しているとはどういうあり様なのでしょうか。

自己根底は主観客観が分かれていない

後に西田は、私たち人間の心の最も深いところは、ただ内的生命の流れともいうべきものだと言いました。ここには、自己がないのだといいます。

「私は内的生命というも、外的生命に対して内的生命という如きものを考えているのではない、ただ、いかなる意味に於てもノエマ〔注※〕的に見られる自己を没した直覚面的限定を意味するのである。我々は通常、過程的自己を自己と考えているから、かかる場合、自己が物と合一するとか或いは自己がなくなるとかのみ考えるのであるが、単に自己がなくなるのではなく、すべて有るものが自己に於いてあるものとなるのである。真に無にして見る自己というのは、かかる過程的自覚を包んだ直覚面でなければならぬ。かくして我々は天光る月にも野に啼く虫にも自己の生命を感ずるといい得るのである。」（『一般者の自覚的体系・総説』旧全集　巻5－463頁）

「自己を没した直覚面的限定」ということは、自己がなく、ただ事実だけがある。まだ対象的に分かれていない事態、そこが私たちの心の最も奥底というのです。**こうした、日本人が昔からしばしば記述している事態は「自他不二《じたふに》」と言われます。自分（主観）と他者（客観）がまったく別というわけではないという意味でしょう。**自己の根底の場所において主客未分以前も対象的になった他者、客観もあるというのです。

わかりやすくいうと、私の心の中にあなたがあるというわけです。私の根底に私とあなたが一つであるのです。あなた、つまり他者・客観は、山や川などの自然も世界も含みます。西田哲学の研究者は次のように言っています。

「西田のそうした矛盾的な表現を仔細に検討していけば、そこにはある一貫した考えがみとめられる。それは、通常、対立的と考えられている主観と客観、個と普遍、自己と他己が一体にして不二なるものであるという自覚であり、またものごとを自己の側からではなく、反対に、世界の側から見ていこうとする姿勢である。いわゆる自己というものがまったく消失してしまったところから物や世界を見、自己が物や世界になりきったところから行為していこうとする考え方である。それは、まさしくデカルトに始まりカントによって完成された西洋近代の物の考え方―西田はそれを主観主義と呼び、対象論理として特徴づけている―に対するアンチテーゼである。こうした視点を離れて西田哲学をとらえようとすると、西田哲学の核心部分を見失ってしまうことになるのではないか、とつねづね筆者は考えている。」（『西田哲学の基層』小坂国継著　岩波現代文庫　２９４頁）

注※　フッサールの現象学の用語で、意識の対象的側面のこと

自分や環境世界の構造について知る

「意志的自己」と「叡智的自己」

意志作用は、自己の目的を思い浮かべて、それを実現する作用のことです。日常において、私たちはしばしばこの作用を使って生活しています。食事を作る、読書をする、散歩をする、あの仕事をする、この趣味をする、などの特定の自分独自の目的を思いついて、それを実現しようとして行動します。

その際には、目前の足りない現状、つまり実現したい内容（目的）が自己自身の外に対象的に見られています。たとえば、お腹がすいて何か食べたい、けれど目の前に食べ物はない、という足りない現状が意識されます。

そして、食べ物を買ってくるか、出前を取るか、レストランに行くか、多数の選択

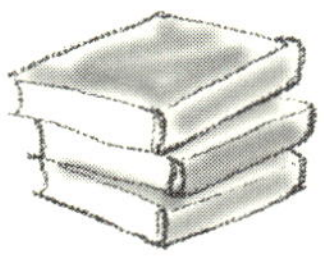

肢のうちから実現可能性のある行為を選択して、実際の行動を起し、食べるという目的を達成します。

目前の現状を知る、目的を思い浮かべる、行動をする、そういうときに自己を意識できます。それが意志的自己です。それよりも深い自己があります。西田は次のように言います。

「我々が自己の意志を超越するとはいかなることを意味するか。自己が自己の意志を越えるとは、単に意志がなくなるということではない、単に無意識となるということではない、意志はある目的の自覚より起こり、その目的を達することによって消滅する。一方から見れば、意志はかくの如き合目的的作用である。（意志作用についての説明を略）

かかる意味において我々の意志の奥底に考えられる真の自己とは、我々の意志を超越してこれを内に包むものである、我々の意志はかかる自己によって基礎づけられているのである。」（『叡智的世界』西田幾多郎旧全集　岩波書店　巻5－134頁　※以下、西田幾多郎旧全集からの引用は巻と頁数のみを示します）

叡智的自己とは

意志的自己は、行動している自己を意識しています。つまり考えられたものですから本当の自己ではないことになります。「意志的行動をしている」という意識も包む深い自己があるのです。

「自己は単に作用ではなく、作用するものでなければならぬ、否、作用を内に包むものでなければならない。自己が自己の底に自己を超越するということは、自己が自由となることである、自由意志となることである、自由意志とは客観的なるものを自己の中に包むことである。しかし意識一般の如く対象がなお自己自身の内容でない場合は、自由なる自己とはいわれない。」（巻5－173頁）

では、意志的自己よりも深い自己とはどのようなものでしょうか。

それが叡智的自己です。叡智的自己は、意志が向かう客観を「自分の人生の価値実現のためのもの」と見ます。自分の生きがいに合致するように客観世界を構成するのです。自己の価値実現に無関係のものは捨てます。自己の関心事ではないものは、心の意識面に映さないのです。

たとえば、Aという仕事を実現すべき価値と考えた人は、A以外の仕事、B、C、D……と無限の仕事を「捨て」ます。そしてAという仕事を自分の中に構成します。叡智的自己は自己の願いの通りに世界（客観）を上手に作っていくので、それで満足して自分を愛することができます。生きがいを感じるのです。

「行為的自己とは客観界を自己実現の手段となすもの、否、その表現となすものである（対象そのものを愛することによって自己自身を愛するものである）。」（巻5－157頁）

「意志を越ゆるということは、自己が考えられた自己を越ゆることであり、意識が意識せられた意識を越ゆることであり、それはいわゆる主客合一の知的直観に至ることであるから、叡智的自己とは直観的に自覚するもの、即ち直に自己自身を見るもの

である。」（巻5－166頁）

叡智的自己においては、客観的なるものは対象的に見られず、見られるものは自己の外ではなくて、内に包むのです。叡智的自己は目的通りに客観を作る行動をします。意志的自己においては、客観を対象的に見て、目的、すなわち人生価値と一致しないことがあり、苦悩することがあります。

前記のような叡智的自己には、自己と世界はどうなるのでしょうか。叡智的自己には、自己の中に世界があり、世界の中に自己があります。

叡智的自己である人間は、たとえば主婦であれば、炊事、洗濯、育児などのことを自己の価値として選択して、その都度「こうありたい」という近未来の結果、すなわち目的を思い浮かべて、その実現の行動をしていきます。意志的自己とは違いがあります。意志的自己は、大変な努力をして何をしようかと目的を思い浮かべて、行為していきます。できないかもしれません、悩むかもしれません。意志的自己は客観、家庭のあり様を自分の外に見ています。

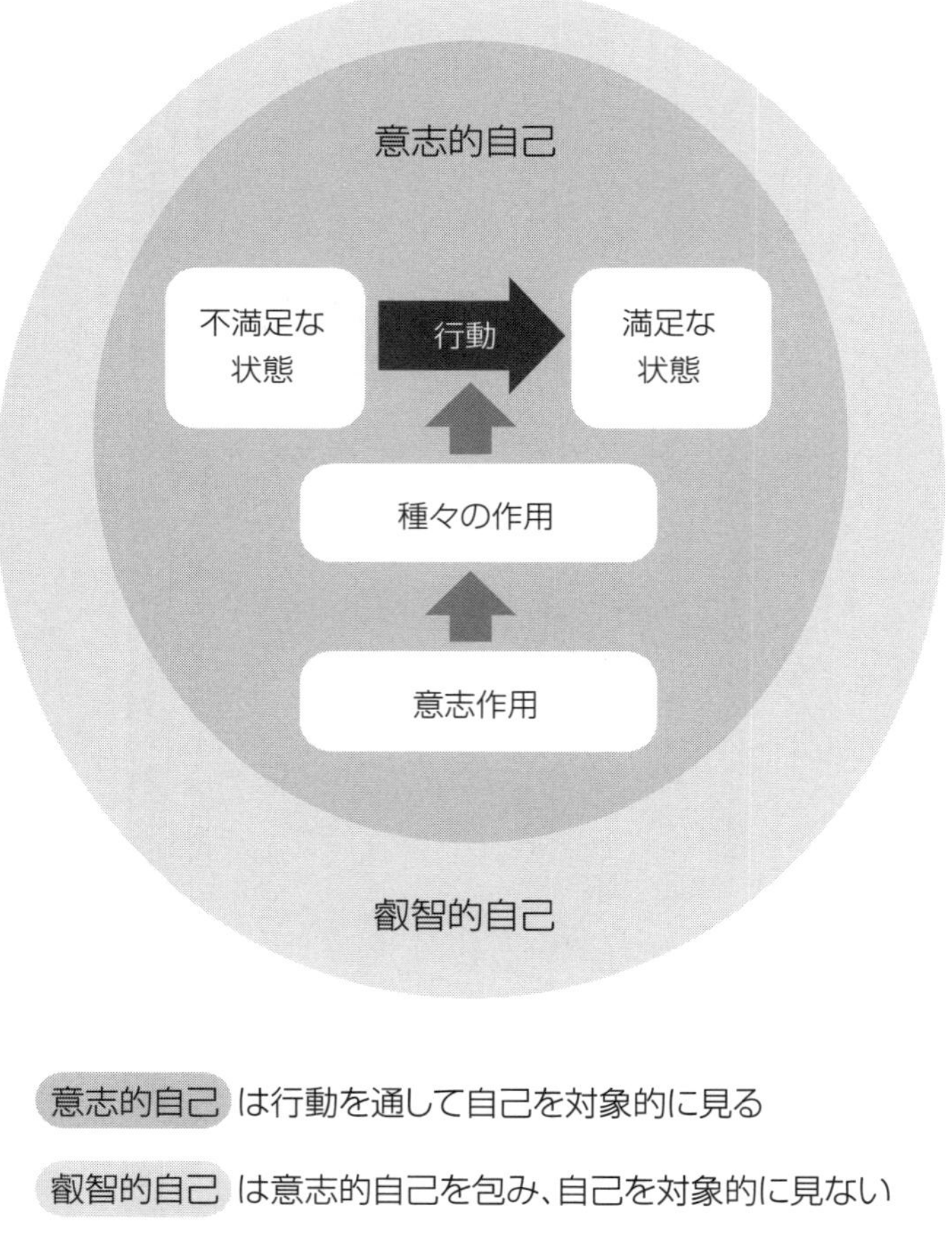

図 4-1　意志的自己よりも深い叡智的自己

一方、叡智的自己である主婦は、自分の中に自分のなすべき家事に必要であるものをすぐに見つけて、すべきこともすぐ思いつきます。内面に結果を予想した通りに現実に行為していき、その通りに外に実現し、内にそれを見ます。よどみなくなすべきことを自己の心に受け止め（アクセプタンス）、結果を自己の内に思い浮かべて、家庭環境を予期した通りに外に表現し作り上げます。

叡智的自己である人間は、たとえばビジネスパーソンであれば、仕事において自分が心の内に選択した価値あるものを外に実現しようと行動します。現実世界は、無限のものごとが動いているのですが、一定の時間、自分は自分の関心事だけを心の中に表現します。その他のことはすべて排除しています。

そして、新たな価値を創造するクリエイティブな仕事ならば、自分の携わる仕事で今世界にないものを創造しようとして目的、つまり、自分の技術で創造するものを思い浮かべます。創造されたものも自分も世界の中にあります、自分の価値が外に実現します。そして内に満足が起ります。クリエイティブな仕事だけではありません。職業のほとんどすべてがそうです。

たとえば臨床医なら、目の前に、病気の患者さんがいる、1時間後、1か月後、1年後にその患者が治っている状況を思い浮かべる、その方向になるように、今自分ができることを行動していきます。

外に自分の世界を作り内に見る

職業でも家庭の家事でもボランティア活動でも同様です。創造すべき客観（物であったりサービスであったり）を自己自身の夢や希望にしようと、あるべき世界を自己の内に思い浮かべて行動して、それを外に実現します。その外の世界は直ちに内に認識されます。自己の中に理想世界、価値世界を作ります。そのような夢、希望、価値の方向が内に決まっています。次々とその方向の目的を外の世界に実行していきます。

ただ、当然ながら世界は自分だけが作るのではなく、価値実現の夢とエゴイズムをあわせ持つ無数の個人が生きて、世界を変動させています。そのために、現われる世界は必ずしも自分の思い通りのものではありません。高い価値を持って行動するのに、現実は思うようにならないようなものが現われます。時々刻々と自分の願いが否定された世界が現われます。

その世界は客観ですが、自分もその世界の一員です。**叡智的自己である人間は世界の中に自己があり、自己の中に世界があります。**

願いを否定された世界が自己を迷わせようとそそのかしますが、願いを否定された世界を否定することなく、振り回されません。受け入れた上で、再び自分にとっての価値を見つけて世界を創造する行為をしていきます。それが叡智的自己の生きるスキルです。

エゴイズムが人間の本質

叡智的自己も、他を知らない

叡智的自己は自分の価値のことはよく知っています。しかし、他のことはよく知りません。客観界は叡智的自己が客観を自分の価値観で限って個性的に表現した内容です。叡智的自己はそれを実在と見ます。

ですから、〝専門家〟がエゴイズムによって、これ以外に真理はないように錯覚して、他者に押し付けることも起りえます。学問的に見える還元主義、全体主義が叡智的自己に起る危険があります。

エゴイズムは、医療、教育、学問、ビジネス、宗教、福祉、あらゆる領域に起ります。環境、時代、問題が変化しているのに、古い手法の墨守、新しい技術の否定、出

る杭を打つのも、こういう動機による場合があるでしょう。

専門家は自分の従事する世界が真理であると思いこんでいるのですが、環境世界が新しい事態に変化していて、時代遅れになっていることを見ることができないという事態になります。まさに「井の中の蛙《かわず》大海を知らず」です。

深いところから起きている問題や病気にも、自分が選んだ手法だけを用います。クライエントや患者、顧客に不利益をもたらすおそれがあります。歴史上、その当時に善であったことが、後に悪であったとされることがよく起きています。その当時に指摘した人もいるのに、聞く耳を持たなかったのです。これも、個人が世界を自分の価値観で見るためです。

今、マインドフルネスが盛んになっていますが、「無評価」「あるがまま」に観察するというのは、本来とても難しいのです。ほとんど必ず価値の浅いもの深いもので独断的な評価が入ります。西田はこう言っています。

「我々の自己は、かかる世界の個物的多として、その一々が世界の一焦点として、自己に世界を表現すると共に世界の自己形成的焦点の方向に於て自己の方向をもつ。

ここに世界の道徳的秩序というものがあるのである。かく我々の自己が世界の一焦点として自己表現的に自己自身を限定するということは、自己を対象論理的に必然と考えることではない。永遠の過去未来を含む絶対現在の一中心となるということである。」（巻11－378頁）

「客観的対象界と考えられるものは超越的自己の構成によって成立すると考えられるものである、知的叡智的自己が自己自身を見ることによって見られる内容と考えることができる。それが超越的自己の自己限定に基くが故に、客観的と考えられ、実在的と考えられるのである。」（巻5－372頁）

「否定すべきは、我々の自己の独断と我執とでなければならない。無論、矛盾的自己同一的な世界は夢と偏見とに充満することが、それに本質的でなければならない。……各人の独断、各人の我執というものが、この世界に本質的でなければならない。」（巻9－301頁）

叡智的自己よりも深い自己

叡智的自己でさえも客観をあるがままに見ておらず、専門家のエゴイズムの目でみる未熟さがあるのです。よきものを見る目のない表層の専門家意識が強いと、よきものを否定してしまうことがあるのです。となると、もっと自分を深く観察していくことが望まれます。

叡智的自己は、客観を自己の表現したもの、客観や世界をも自己自身と見ますが、なお、自己が意識されています。とすると、無私、無我ではなくて、自我の独断があるということです。

エゴイズムで自己・他者を責めます。ここから生まれる問題や苦悩は、浅いマインドフルネスの光では照らすことはできません。それを見るもっと深いマインドフルネスがあります。ここでは、極限には見られる自己がなくなります。無我ということです。このレベルになると宗教レベルのマインドフルネスとされていますが、エゴイズムを抑制するという視点からは、すべての専門家が知っておくべきことであるかもしれません。

叡智的自己は、見られた世界も行為によって作られたものも、自己の中であるという自覚があります。これを「一元観」といいます。この見方はそのように見る訓練をしないとそうなりません。

多くの人は、自分の存在を世界とは無関係の別ものと見て、「二元観」になっています。専門家であってもそうです。一元観は日本独特の哲学であり、鈴木大拙が「日本的霊性」と言ったこと、西田幾多郎が「絶対無」と言ったものに裏づけられています。叡智的自己はそこまで深くはないのですが、自己に中身があります。

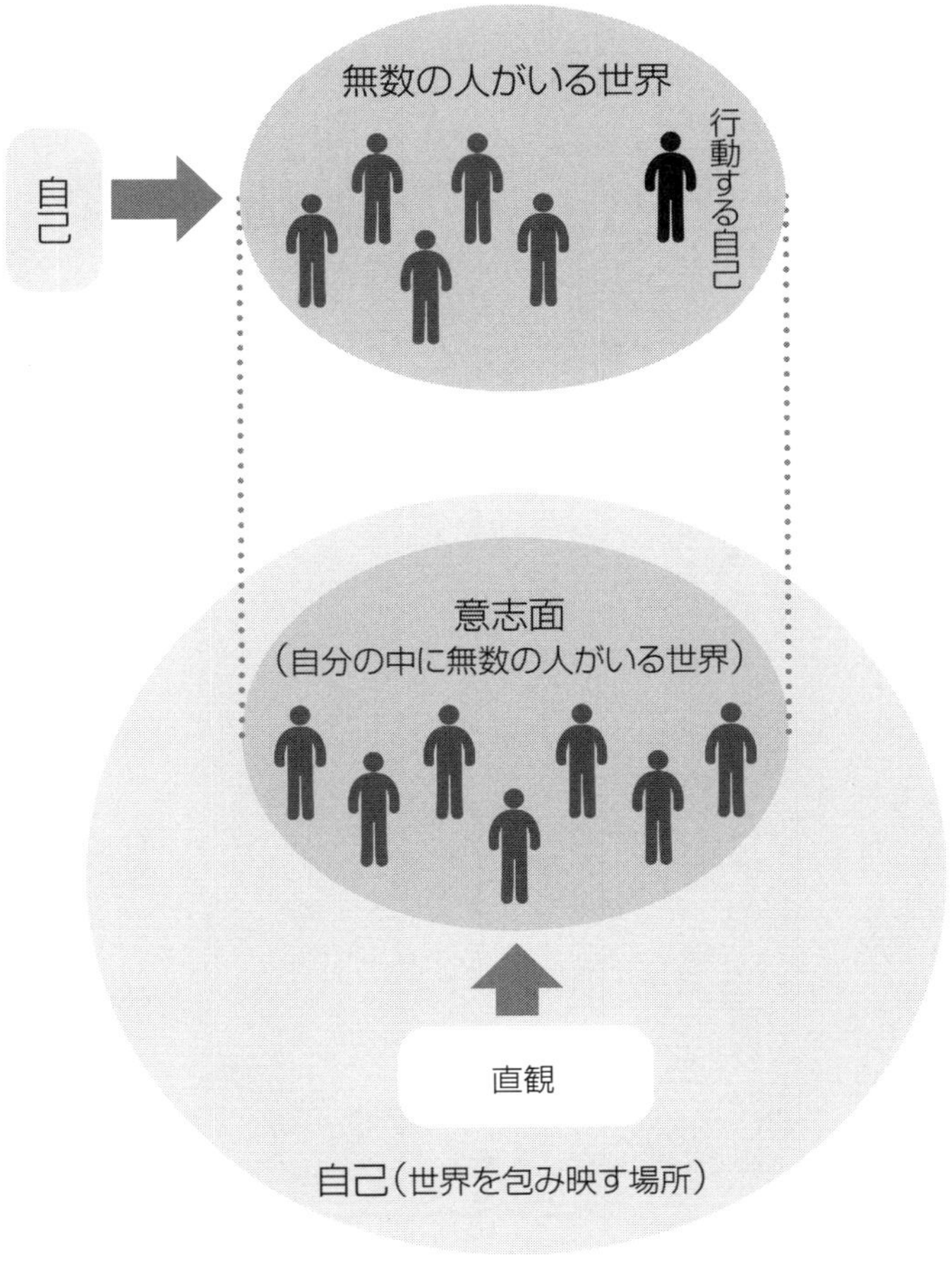

図 4-2　創造的世界の創造的要素

生きがいを持つ

自分を好きになるために

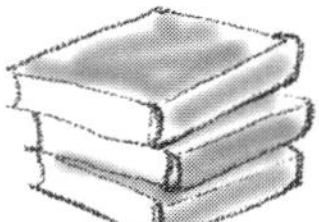

自分を好きになり、輝いて生きたいならば、自分の生きがいをしっかりと持つことが大切です。生きがいのことを、自己洞察瞑想療法（ＳＩＭＴ）では「価値」と呼びます。それぞれの個人に個性的な生きがいです。

世界は無数の人の自由な意志で動き、予測のつかない天災や事故もあります。自分には、予想もできない事態が現われるものです。自分にとって都合のいいことよりも、悪いことのほうが多く起こるものです。

そんななかでも、人間は自由な意志を持っています。家族のため社会のために働くことができます。社会のためになること、家族のためになること、そのことで自分が喜びを感じる、それが人生の価値であり、生きがいです。

喜びは行為したことの結果として得られるものです。行為せずに喜び自体を得ることはできません。行為は自分が自分の外にある価値あるものに向かって行為することです。それが実現することによって喜びを得るのです。（参考：『人間とは何か』V・E・フランクル　春秋社　94－96頁）

西田幾多郎も同じように言います。

「感情的内容と考えられるものが、我々の自己の状態を現わすものと考えることができる。」（巻5－138頁）

「我々の自己の内容を意味するものである。そこには作用という意味はない。」（巻6－103頁）

喜びや悲しみなどは感情ですが、それは見る、考えるなどのような作用ではなく行為の結果ですので、感情そのものを起すことはできません。何かをしたり、考えたりした結果として感じられる自己の状態だというのです。

喜びを得るためには、自分の外にあるものに向かって行動するしかありません。そこに喜びを感じるならば生きがいとなるのです。ただし、アルコール依存や過食など、自分だけを満足させる刹那的な喜びで、その結果、浪費や依存などの苦しみをもたらすものはもちろん、生きがいとはなりません。

内に向かって考えているだけとか、自分だけのために行動すると生きがいを感じることができません。他の人のためになること、外側に向かって何かできることをすると、喜びを感じることが多いのです。

趣味や旅行など、まずは、自分だけのためでもいいので何かを体験すると喜びを感じるものが出てきます。行動しないと、そういう喜びは起りません。喜びを感じるものが見つかったら、しばらく継続してみるのです。そのうちに、一生の生きがいとなるものに出合うことができるでしょう。

もうすでに、生きがいを持って日々を過ごしておられる方も多いと思います。そういう方も、これからさらに継続して生きがいを持ち続けるために、マインドフルネスの考え方を学んでおきましょう。そして、今あまり生きがいを感じないとか、揺れ動いていると思われる方は、ここで、人生の価値について確認してみましょう。

4種の人生価値（どのように価値）

自分だけの個性的な意味を見つける

人生の価値、生きる意味は、個人個人が個性的に、自分独自のものを発見しなければなりません。職場などの共同の価値がすべてではありません。必ず、自分だけの価値があります。

気をつけなければならないのは、他人の共同理想にくらまされることです。たとえば、自由意志を束縛されて集団の幹部の利益のために働かされ、家族や本来の個性的な仕事をおろそかにするのは避けたいものです。別に述べるように自分のエゴイズムや他人、専門家のエゴイズムに気づく必要があります。

たった一度きりの人生なのです。つまらないエゴイズムの犠牲にならないようにしたいものです。

人はすべて、「今、ここ」で、一瞬一瞬、価値実現の行動を選択して生きる使命を持っています。

フランクルの「3種の生きる意味と価値」

生きがい、人生価値をどのようにして発見するか、あるいは、生きがいを感じていないように思える人が、実はすでに生きがいの中にあるということに気づくにはどうしたらいいでしょうか。V・E・フランクルや西田幾多郎の哲学にヒントを探ります。

オーストリアの精神医学者、V・E・フランクル（1905〜1997年）は、心の病気を治すための心理療法として「ロゴセラピー」を提唱しました。生きがいの発見と確認のために、大変意義のある見方ですので、参考にしましょう。

彼によれば、人間は人生に意味を求めて生きています。無意識のうちに、誰もが価値を認めています。彼によれば価値は、3種に分類されます。

①　**創造価値**

何かを創造して、世の中に与えるのが創造価値です。たとえば、自分自身で絵や彫刻など、ものを創ったときに感じる充実感で、世の中に何かを与えることに生きる意味を見出します。

②　**体験価値**

何かを経験して、世の中から得るのが体験価値です。たとえば、美しいものにふれたり、美しい景色を見る、素晴らしい絵を見る、楽しいことをする、などによって感動することです。世の中から何かを受け取るときに伴う体験に生きる意味を見出します。

③　**態度価値**

非常につらい運命的な出来事による苦悩に対して、何らかの態度をとるのが態度価値です。不治の病やいつか訪れる死、負ってしまった障害、愛する人の死などの避けることのできない運命に対して、それを受け入れる際に、苦難にあっても、どんな態度をとるかという人間の尊厳の価値です。その姿勢に生きる意味を見出します。

創造、体験に意味を発見できる人は、それだけでも生きがいを感じるでしょう。しかし、いつまでもそうとは限りません。人は老いやすく、創造や体験からも遠ざかる運命にあるからです。

また、創造、体験ができなければ、生きる意味を失うかというとそうではありません。避けられない運命的な出来事において、受け入れて、生きる態度に「態度価値」が実現されます。人間は、死ぬ直前のぎりぎりのときまで意味を持っています。「人間には責任、つまり意味と価値を充たし実現する責任がある。」とフランクルは言います（V・E・フランクル『意味への意志』春秋社　125頁）。そして、「態度価値が創造価値や体験価値よりも高い位置にある」（同33頁）と言います。

たとえば、たまの休日に趣味で家庭菜園をして野菜を作ったり、花を植える、あるいは、絵画を画くのも、創造的価値です。

たまに旅行に行って、素晴らしい景色や人々と交流したり、あるいは病気でお世話になっている患者さんが、家族や看護師にお世話になっている感謝の気持ちを表わして「ありがとう。心から感謝しています」と言葉にすることも、体験価値でしょう。

最愛の伴侶に先に旅立たれて、長い悲しみと絶望の時間を過ごしながらも、伴侶の分まで自分は生きようと決意し、人生に希望を見て前向きに生きていくのは、まさに態度価値そのものです。

態度価値の定義拡張

自己洞察瞑想療法（SIMT）では態度価値の意味を拡張します。

マインドフルネスで扱う範囲の拡張により、態度価値の定義を変更します。避けることのできない運命的な出来事に際しての態度価値ばかりではなくて、すべての人が、日々、創造価値、体験価値の遂行中に生活の中で、その価値を侵害、妨害しないで価値を促進する態度を態度価値と定義します。

すなわち、すべての人がすべての時間に、どのような態度をとるかという意識を持つということです。つまり、ＳＩＭＴにおけるマインドフルネスの自己洞察がそれです。創造価値、体験価値の2種の価値についての行為中に、どのように洞察し行為するかです。ＳＩＭＴの洞察そのものが態度価値なのです。

そして、次に説明する「存在価値」が関わる出来事が日常生活であった場合には、運命的な出来事でなくても、その存在価値を尊重するマインドフルネスの心得が態度価値になります。

たとえば、家族に暴力を振るうところには、家族の存在価値の侵害があります。家族の人格について、存在価値についての態度価値を洞察し実践すべきです。

もう1種の存在価値

人の生き方を観察してみると、通常、もう1種の大切な価値があり、これに生きる意味を求める人も多いし、他の3種の価値と同時に求めているようです。創造価値や体験価値とは次元を異にするようで、同時に持つことができます。「人間としての存在価値」、略して「存在価値」と呼びます。

フランクルの分類では、創造価値の中に含まれるようですが、自己洞察瞑想療法（ＳＩＭＴ）では存在価値を別にします。３種の価値は対象的な価値で、善悪とか成功不成功、上手下手などの評価が入ってきます。しかし、存在価値には評価が入らず、存在するだけで価値があるものです。これは人間が捨てることのできない価値です。

フランクルの哲学は、東洋哲学としての西田哲学の叡智的自己の生き方ととてもよく似ています。ロゴセラピーは、３種の当為価値を言います。医師が提供するセラピーは宗教の領域には踏み込まないと言っていますので、存在価値に言及していないのでしょう。存在価値は宗教的ですが、必ずしも宗教だけではありません。夫婦や親子は相手が何をなすかによって愛するのではなくて、存在するだけでよいという存在価値を持っているのですから。

ＳＩＭＴの基礎とする西田哲学は、宗教の成立や人格の成立まで論理的に説明しています。そこで、西田哲学を背景にした日本独自の自己探求メソッドであるＳＩＭＴでは、宗教レベル、人格的自己レベルのマインドフルネスまで視野に入れて、人生の価値を拡張して考えて、４種の価値とします。

自己は、創造的世界の創造的要素であり、一瞬一瞬、価値実現か価値崩壊かの決断をする自由を持ちます。悪を犯し自己自身と他者の価値を崩壊するエゴイズムの行動をする自由も持ちます。一方、自己自身と他者の喜びとなる価値実現のための崇高な行動をする自由も持ちます。叡智的実践でない、衝動的反応が多い精神疾患にあるときでも、価値実現か価値崩壊かの行動様式によって、症状が持続もし、治癒もします。

生きがいを持ち、人生が充実していると感じている人は、3種の当為価値のいくつかをしっかりと持っています。しかし、成功していた人にも、ややもすると、この価値がゆらぐことがあります。精神疾患になったり、愛する家族がいるのに自殺をする人がいます。3種の当為価値を失い、さらに愛する人の存在でも解決せず、自分の存在価値さえも失うおそれがあるのです。

世界を「創造する」ということは、物やサービスなどの資本経済に限定されるような響きがあります。家族という人格のために生きるということ、人格で構成される家族のために生きることは重大な価値です。社会の創造というよりは、家族のために生きるということは存在価値です。

かけがえのない人間存在を育成する子育て、夫婦間の愛情をはぐくむこと、住みよい家庭の維持は、専業主婦でも共働きの主婦でも重大な存在価値です。そして、家族がなくても存在価値があります。家族がいなくても、あるいはいたけれど死に別れて生き残った人も、生命の最期まで世界を構成している要素である人間存在であること、そのこと自体が存在価値です。

人間の存在価値の根源は人格ですが、それは創造価値、体験価値、態度価値のようには感覚や思考作用の対象とならないものです。3種の当為価値の場合、「今、ここ」の瞬間の意識作用によって対象的に見られるものですが、存在価値、人格はその作用の対象にならないのです。「今、ここ」の対象にならないものですから、存在価値への愛は時間と場所を超越しています。愛は対象的作用ではなくて、根底から包むものです。愛は目前に愛する人がいなくても感じます。亡くなった人への愛も、かけがえのない存在として死後も価値を持ち続けます。

結婚せず一人で生きる人には、3種の当為価値のほか、自己という存在の探求に意味を求める人もいるでしょう。読書、勉学、仕事など、自己成長の重視は存在価値の探求の一部でしょう。

絶対者から受け入れられていること、絶対者から愛されていることに意味を見出すことも存在価値ですが、これは宗教的レベルになります。

ＳＩＭＴでは宗教的な深さまで視野に入れて、人間形成・家庭形成は別にして、存在価値とします。人の底にどこまでも相手の人格を包み受け入れる愛が基礎にあります。

存在価値に関わる苦悩

当為価値は自分が強く意識されていて、対象的なものの行為の問題です。しかし、人間とは何か、自分とは何かということは、自分の存在そのものの疑問です。存在価値の問題です。そこに存在価値に関する苦悩が生じます。

がんになった人の死の恐怖、愛する人を失った苦悩、犯罪の被害者の人格を傷つけられた苦悩、虐待された人・虐待する人の苦悩、ＤＶによる暴力に見られる人格否定の苦悩など、存在価値に関わることで苦しむ人が日本には多いはずです。

災害時や病気・介護状態の家族の死にまつわる良心の呵責も、目の前になすべきことがあっても、自分を責め続けますので、当為価値があっても安らぎがなく、叡智的自己を越える苦悩です。

これらは思考作用の対象とならない人格に関わることですので、通常の心理学で扱う範囲を越えています。

存在価値の探求はマインドフルネスでは叡智的自己レベルの洞察瞑想を実践しながら哲学的に探求します。そして、それでも苦悩が解決しない場合、哲学的探求ができる自分さえも絶対否定するところから新しい自己、人格的自己に蘇る人格的自己のマインドフルネスが考えられます。

七つの生きがい領域（どこで価値）

さまざまな生きがいに気づく

４種の価値を明確にしようとすると、さまざまな領域で見出せるはずです。領域を七つに分類してみます。自分は七つの領域のどこで、４種の価値、生きがいとするでしょうか。４種の価値を、どの領域に見出すか明確にします。

優先順位が違うでしょうが、たいていの場合は生きがいに該当する領域が二つ以上あるはずです。もし、一つも生きがいがないとしたら、本当にそうなのか真剣に検討してみる必要があります。

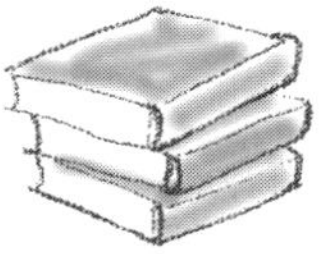

①**【家族・子育て】**

「現在の家族の平和を維持したい」「家族と平和に暮らせるようになりたい」「家庭を破壊したくない」「家族の不和を解決したい」「子どもをうまく育てたい」「虐待しそうであるがしたくない」

②【結婚・恋愛】

「現在の結婚生活を維持したい」「結婚したい」「離婚したい」

③【対人関係】

「今の友人関係を続けたい」「友人が欲しい」

④【仕事・家事】

「今の仕事を続けたい」「職場に復帰したい」「仕事に復帰できなくても、家事ができ、買い物に行けるようになりたい」

⑤【教育】

「不登校を解消したい」「進学したい」「勉強を続けたい」

⑥【趣味・社会活動】

「ひきこもりを解消したい」「社会に出られるようになりたい」「他者の苦悩解決を支援する活動に従事したい」「ボランティア活動、社会貢献活動をしたい」

⑦【精神面の成長】

「自分をよく知りたい」「自己評価を高めたい」「苦悩解決のために自信をつけたい」「再発しないための自信をつけたい」「生死観を確立したい」「病気（がんなど）がありながらも強く生きてきたい」「自己存在の意味について知りたい」

こうした「七つの生きがい領域」で「4種の価値」を発見し、確認し、維持するためには具体的な自己洞察瞑想実践が必要である場合もあります。

たとえば、①家族・子育ては、創造価値、体験価値、存在価値の3種に該当しそうです。⑦精神面の成長は、体験価値のことから、深い存在価値まであるでしょう。マインドフルネスの探求は、まさにこの領域です。

七つの生きがい領域のうちで、創造価値、体験価値となるべきものがないかどうかを検討しているわけです。重要な時期が青年期です。仕事について、大きな価値選択をします。

マインドフルネスの自己洞察法が、こうした七つの生きがい領域、特に、⑦精神面の成長以外の六つの領域で現実に活かされるものでなければなりません。なぜなら、リネハンのマインドフルネスの定義の③「個人の価値や人生の目的と一致する行動や活動にエネルギーを注ぐこと」があるからです。

仏教の修行に似たところもありますが、しかし、静かな山奥や寺院の中（だけ）で、六つの領域と隔絶した人生ならば、現代のマインドフルネスではありません。マインドフルネスは社会からの逃避、他の六つの領域からの逃避であってはなりません。それならばこと新しくマインドフルネスという必要もありません。ですから、現実の社会の現場で行動する叡智的自己のマインドフルネスにおいても、行動時自己洞察が重視されます。

夏目漱石の『こころ』に見る人生の価値

夏目漱石の作品に『こころ』という小説があります。ごく、簡単なあらすじを紹介します。

大学生の「私」が、ある夏に避暑地で知り合った、「先生」との交流が描かれる。「私」

は先生と親交を深めようとするが、先生はあまり人付き合いを好まなかった。無職だが親の遺産で妻と二人で静かに暮らしていた。あるとき、「私」は、父親の病状悪化で実家に戻り、父親は危篤状態に陥った。そんなときに、先生からの手紙が届き、開封するとそれは遺書だった。そこには、過去にあった、友人との三角関係が書いてあり、恋に破れた友人は自殺をした。二人が恋をした相手は、先生の妻だった。先生はずっとその良心の呵責に悩んで、ついには自殺を遂げてしまった。

この作品は、『彼岸過迄』『行人』と並んで、漱石の後期三部作の一つに数えられます。ここでは、「先生」の悩みを、人生の価値という視点から考えてみます。

先生にはやさしい妻がいます。②【結婚・恋愛】にはめぐまれているようです。しかし、④【仕事・家事】に打ち込めるものを持っていないようです。③【対人関係】はほんの少しです。⑥【趣味・社会活動】は特にこれといったものはないようです。先生は苦しんでいました。⑦【精神面の成長】の取り組みをしたらよかったのでしょうが、一人で悩み妻には打ち明けられない悩みで苦悩していました。妻にかかわることだったので、打ち明けてはいけないと自ら思い込んでいました。相談する相手もいませんでした。

先生の妻も「私」も、先生の苦悩に入り込むことができずに、先生は自殺しました。表面的には家族に恵まれていたのに、その家族の存在価値をもしのぐほどの「良心の呵責」の苦しみから、うつ病になったと考えられます。

現代も家族がありながら自殺が多い

現代でも、若い人の就職失敗、働き盛りの人の過労、高齢者の健康不安や生きがい喪失などからの自殺が多発しています。家族の愛があったはずなのに、家族にも悩みを打ち明けられずに自殺する人がいます。

自己洞察瞑想療法（ＳＩＭＴ）では、⑦【精神面の成長】の領域を人生で重視すべき価値領域にしましょう、と提案しています。ＳＩＭＴを実践しようとしまいと、人生の４種の価値を最期まで大切にして、生きていく支えを持って、生涯、精神的に成長し続けたいものです。

『こころ』では、先生のかたわらにいた妻も、「私」も先生を救うことができませんでした。

振り返って、みなさんはどうでしょうか。家族、友人、カウンセラーなどがこのような深い苦悩をも救済できそうな方法を知っていればいいのですが……。私は、今後、『こころ』に扱われたような悩みをも解消する方法として、マインドフルネスが有力な方法になると考えます。

深い苦悩のマインドフルネスも

自らの苦悩に気づき、無評価で真相を洞察し価値実現への行動をとることがマインドフルネスですが、苦悩には深さの違うものがあることをご理解いただいたと思います。

自らの身体的・心理的な悩みも、他者の苦を共感できない苦しみ、自他を傷つける怨みや嫉妬、存在を否定する死にたい衝動、他者を傷つけた過去についての後悔や良心の呵責……。

このようなさまざまな苦悩に対して、①無評価的になること、②一つのことに集中することと、そして、③自分の役割行動にエネルギーを注ぐこと、以上がマインドフルネスですから［注※］、これがあらゆる苦悩についてできれば、心理的な苦悩による、うつ病、犯罪、自殺はほとんどなくなるでしょう。

理論的にはマインドフルネスは、人生上のあらゆる苦悩について「マインドフルネスする」ことができるはずです。また、そうでなくてはなりません。

注※　3章の「さまざまなマインドフルネス」におけるリネハンの「どのように（how）スキル」の定義より。

5章

マインドフルネスの実践

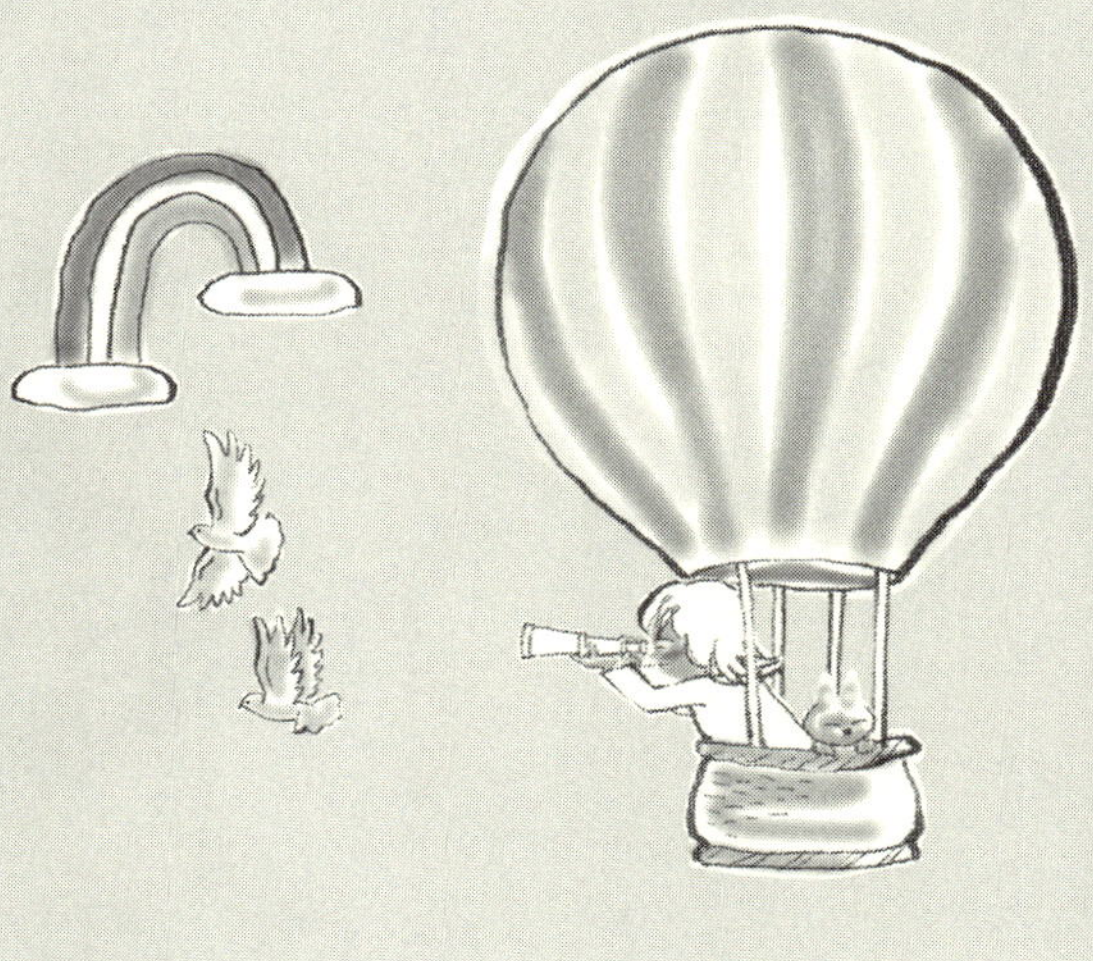

自己洞察瞑想法実践の基本事項

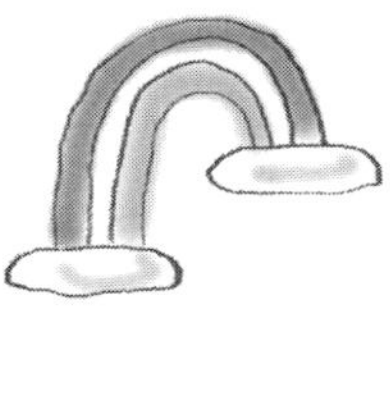

実践の前に――なぜ自分の心を知ることが必要なのか

さあ、最後の5章は実践の章です。ここで、改めて、自分の心について知る（洞察する）ことがなぜ必要なのかを確認しておきましょう。

私たち現代社会に生きる人間は、日々忙しい生活を送っています。その中で、仕事や育児などに追われて、なかなか自分の心の内に意識を向ける余裕がありません。さらに、社会は高度に情報化して、情報に振り回され、心を疲弊させることも多くなっているように思います。

それでも、仕事も育児も人間関係も、順調なときはよいのですが、長い人生ではそれぞれにさまざまな問題が起きてくるものです。自分の都合のよいように進むことはまれで、いくら自分ががんばっても報われるとは限らないのです。なぜなら、相手があることだからです。

こうしてストレスが溜まったり、イライラやうつうつが起きてきます。我慢してそのときをやり過ごしても、いつの間にかそれらは一杯になって、ある日、衝動的な行動に出て、仕事の成功を阻害したり、子どもに手を上げたり、人間関係を悪くしたりすることにもなりかねません。

加えて、あなたの努力とは無関係に、状況は急に悪化することがあります。仕事であればリストラや過重な職務を課せられる、子育てであれば思春期に入った子どもの対応についていけなかったり、突然のケガや病気などもあるでしょう。人間関係もささいなことから問題が起きてこじれることもあります。

こうしたことが重なると、心は疲弊していく一方です。

だからこそ、日々の「心のメンテナンス」が非常に重要になってきます。さらに、マインドフルネスを実践すれば、あなたをおびやかすかに見える、さまざまな環境の変化や、あなたにとって都合の悪い出来事に対しても、平静な心で対応できるようになるはずです。

理由もなく、イライラやうつうつすることが多くなったり、ため息をつくことが多い、落ち込みの気分が数日続くことは、心の病ではなくてもよくあることです。

自分と向き合う時間を作り、こうしたイライラやうつうつなどの感情などを観察し、それが自分の心のどういう作用から起きてきているのかを知ることが重要です。自己洞察の時間を取ることで、今起きている問題や懸案事項に対して、有効な対策が取りやすくもなるでしょう。

また、他人を変えることは難しいものですが、自分の受け止め方を変えることで、マイナスの感情から解放されやすくなり、それが仕事や子育て、人間関係によい結果をもたらすこともあるでしょう。

大切にしていただきたいのは、忙しさに流されて惰性的に日々を送るのではなく、もっと心に目を向けて、自分を知り、自分の大切にしたい価値などを日々確認し更新していくことです。

第一に、規則正しい生活を

まず、心がけていただきたいのは、規則正しい生活を送ることです。これはマインドフルネス以前に、心身の健康のための基本ですね。早寝早起きをする。朝ごはんをしっかりと食べる。有酸素運動などの適度な運動をする。栄養バランスのとれた食事をちゃんと1日3食、適切な時間に食べる……などなど、**生きることの基本を大切にすることが、イキイキと健康的な人生を送る秘訣なのです。**

考えてみればごく当たり前のことで、巷間さまざまな健康法が喧伝されていますが、突き詰めるとすべてここにたどり着きます。でも、忙しい現代社会では、こうした生活の規則正しさを守るということが案外難しくなっているのでしょう。

私は、多くのうつ病などの心の病を患う方の援助にあたってきましたが、「まず、規則正しい生活を」とアドバイスします。うつ病になると、生活リズムが乱れがちで、症状もありますので、これを正すことはなかなか容易ではありません。

しかし、心の病ではない方ならば、仕事や育児などの事情はあると思いますが、完壁に規則正しい生活を送ることは無理でも、睡眠、食事、運動の3分野において、時間や質を向上させることは比較的容易ではないかと思います。

その上で、マインドフルネスの瞑想や呼吸法を実践していただければ、ストレスに強く、タフな心と身体を手に入れることができ、自分を好きになることができ、よりイキイキと日常を気持ちよく生きていけるでしょう。

「自己洞察」、「自己洞察瞑想法」とは

自己洞察とは、簡潔に言えば「今、ここ」の瞬間に自分の心を観察し、了解し、現在進行形で自己を深く知るということです。

自己洞察には、呼吸法を実践しながら行なう「基本的自己洞察」と、日常生活の行動中に行なう「行動的自己洞察」の2種類があります。これは、基本編と応用編のようなものです。まずは、「基本的自己洞察」を行ない、それに慣れてきたら「行動的自己洞察」を行なうようにします。

自己洞察瞑想法〔注※〕とは、呼吸法と心の観察をすることで、自らの感覚や、思考、

感情などの心の作用と特徴を知り、それがどう影響するかを知ることです。

言い換えれば、「意志作用」のトレーニングです。意志作用とは、心の深い位置にある、言わば心の作用を監督するもので、「意志的自己」を司るものです。

注※　原則として、SIMTを治療に用いる場合に「自己洞察瞑想療法」と呼び、治療に限らない場合は「自己洞察瞑想法」と呼びます。厳密な区別はありません。

「自己洞察瞑想法（SIMT）」は、禅の瞑想のように、ただ坐禅して瞑想に耽るだけではありません。**瞑想というと、坐禅のイメージがあるためか、非常に静的に心の内を探るように考えがちですが、日本的なマインドフルネス心理療法であるSIMTでは、日常生活の、いつ、いかなるときでも実践します。**前述の、「行動的自己洞察」がそれに当たります。

「食べる」「歩く」「運動をする」「静かに過ごす」「入浴」「仕事・作業中」「家族と過ごす」など、日々繰り返される生活の中で実践するのです。洞察は、どんなときでも深めることができるのです。

①「食べる」

目の前の物を、食べるまでの自分の行動をじっくりと観察します。まず、食べ物（たとえばクッキー）の姿、形、色など注意深く見ます。「好き」「嫌い」「おいしそうだ」などの思考が浮かんだら、それを観察します。次に手にとって、感触や温度を感じます。鼻の近くに持っていき、匂いをかぎます。ゆっくり口に運んで唇や舌に触れる感覚を味わいます。じっくり噛んで味や匂いを観察します。

②「歩く」

通勤、通学、買い物、散歩などの途中に、しっかりと目の前のものを見ながら、周囲の音に耳を澄ませながら、自分の歩く動作（手足の動き）に意識を向けます。考えや感情が起きたら観察します。できれば歩くことに集中して考え続けるのをやめ、見えるものや自分の身体の動きに注意を向けます。

③「運動をする」

呼吸を観察しながら、手足の感覚や動きに意識を向けます。考えや感情があることに気づいたら、観察します。そしてまた手足の感覚や動きに意識を戻します。

④「静かに過ごす」

休日などに、音楽を聴いたり、庭を眺めたりするときには、感覚に意識を向けます。聴いている、見ていることを感じます。何か考えていることに気づいたら、それを観察します。考えに飲みこまれないように、身体の感覚などにも意識を向けます。

⑤「入浴」

お湯の温度や肌に伝わる感覚を味わいます。石けんの匂いやすべすべの感触なども味わいます。考えや感情が起きてきたらそれを観察します。湯船の中で呼吸法を行なってもよいでしょう。

⑥「仕事・作業中」

仕事や洗濯、炊事などの家事をしているときに、目の前の道具などをしっかりと見て、なるべく集中して、仕事や作業に関係のないことは考えないようにします。考えや感情が起こったら、それを観察します。観察しながらも、できるだけ目の前のすべきことに意識を向けます。

⑦「家族と過ごす」

相手の話をよく聞きます。もし、怒り、イライラなどの感情が起きたら、それを観察して、自分は相手の言葉に反応したのだ、と自覚します。自分の感情を観察しながら、相手の話を聞くことにもしっかり意識を向けます。

どれも、ごく当たり前のことと感じられるかもしれません。しかし、**私たちは、意外に無意識のうちに、これらのことを「こなして」いることが多いのです。**まずはその行為そのものに集中する（マインドフルな状態になる）。その上で、自分の感情の動きや意識作用に注意を向けることが、マインドフルネスの実践の第一歩です。

呼吸法について

詳細については2章の97～101ページに記しましたので参照してください。呼吸法も、瞑想とセットになることが多いのですが、2章にご紹介したように、さまざまな場面や状況で、取り組むことができます。

感情は暴走しがちで、気分を落ち込ませて人を苦しめることがあります。激しい怒り、イライラ、うつうつなどがまさにそうです。広義の「行動」の1種である「思考」と「言葉」によって、感情に振り回されない方法は、1章と2章に書いた通りです。

そして呼吸も言うまでもなく「行動」です。自らの意志によってコントロール可能で、身体運動を伴います。心と身体はまったく別のものだという二元論で理解されがちですが、表裏一体です。呼吸は心と身体をつなぐ架け橋のようなものです。

ちょっとしたコツさえつかめば、誰もが呼吸によって、心をある程度コントロールできるようになります。

ここでは、朝と夜の呼吸法をご紹介します。朝と夜は忙しい人でも比較的時間が取りやすく、一人で集中しやすい環境ですから、継続して習慣化するのが比較的容易ではないでしょうか。

どちらの呼吸法も「短時間呼吸法」を用います。

「短時間呼吸法」

「ゆっくり呼吸法」か「自然の呼吸観察法」（2章　97～100ページ参照）のどちらか好きなほうを選んで行なう。目は開いたままが原則ですが、早朝深夜は閉じたままでもよい。今の自分の状況を観察する。呼吸に注意を向けて、何か考えていることに気づいたら、「考えた」と自覚して、すぐに呼吸に注意を戻す。これを30秒から2分ほど続ける。最後に、目の前のものをしっかりと見ることに注意を向ける。注意を呼吸から、見る作用、状況を確認する作業に戻す。

●朝目覚めたときの呼吸法

目覚めたら、ふとん（ベッド）の上に座わり（正座でもあぐらでもよい。背筋を伸ばすことを意識）1分ほど短時間呼吸法を行なう。不快な考えが浮かんでも呼吸に注意を向ける。呼吸法を行ないながら、「今日実現したいこと」を二つくらい考えて、心の中で、それぞれ3回、真剣に唱える。

●就寝前の呼吸法

パジャマなどに着替えた状態で、ふとん（ベッド）の上に座る（正座でもあぐらでもよい。背筋を伸ばすことを意識）。いつでも眠りにつけるように部屋の明かりを消す。掛けぶとんをひざの上にかける。1分ほど短時間呼吸法を行なう。不快な考えが浮かんでも呼吸に注意を向ける。呼吸法を行ないながら、今日一日に感謝する。たとえば、心の中で「今日一日、生き切ることができました。ありがとうございます」

と唱える。どんなにひどいことや落ち込むことがあった日でも、呼吸に集中できるようになるまで、1分~20分ほど続ける。呼吸法を続けながら、「もう寝る時間だ、今日を悔やんだり明日を憂えるのはやめよう」と決意する。

自己洞察の呼吸法を日課にすることができれば、呼吸法を実践中に、簡単に「精神の安定」と「精神の覚醒」の状態に入ることができるようになります。

その状態では、呼吸がゆったりと流れていて、もの、音、痛みがあっても、「ただそれだけ」という状況であり、悩みの思考は動きません。少し動いても、気づいてストップできます。精神が安定していることを感じます。

そして、「今、ここ」の自分の状況をはっきりととらえていて覚醒状態にあります。これを瞑想中の安定覚醒状態と言いますが、坐禅でも似たような状態になります。

自己洞察のコツは「心に包んで映す」

私たちの意識（心理）はさまざまな意識作用（心理作用）によって作り出されています。

「見る→見ているもの」「聞く→聞いている音」「考える→考えられた内容」というふうに、視聴覚などのさまざまな作用が働くことで、意識の野（意識の場所）に映像などのイメージが映し出されています。

このイメージを「影」と呼び、影を観察することを実践します。「今、ここ」の瞬間の自己の内奥（映す鏡であり包む器のような）に起きる《映す作用、作る働き》と、その作用によって意識面に《映された影、作られた影》を観察します。

こうして観察することを「自己洞察」といいます。自分の心は、「意識されたものを包んで映すもの」であることを実感してください。

これは、文章を読むだけではわかりにくいと思います。まず、これらの作用の働きを実感していただき、自覚するために以下の要領で洞察を実践してみてください。

① 呼吸法を行ないながら、「見えるもの」「聞こえる音」「考えた内容」を心の奥の作用によって意識面に映された「映像」「音」「言葉」として味わってみる。このとき、自分の心を「鏡」あるいは「スクリーン」だとイメージする。また、心は意識されたものすべてを受け入れ、包み込んでいる「器」（あるいは「海」でもよい）

ともイメージする。

② 今、目の前に見えるものが、心の「鏡」「スクリーン」に映っているとイメージする。それらは心に包み込まれている。

③ 今、聞こえている音についても、心の「鏡」「スクリーン」に、音（響き）を映しているとイメージする。見えるものと同時に二つ以上の作用を意識することもできる。

④ 心理的につらい状況も、苦しい思考も、痛みや不安なども、心の奥の作用によって、心の「鏡」「スクリーン」に映されています。それらは、自分の外にあるのではなく、自分の心に入り込んで包まれています。同時に心の「器」「海」に包まれていると実感します。

⑤ 呼吸法をしながら、呼吸が自分の心に包まれていると意識します。

⑥ 思考だけになってしまうと、呼吸法がおろそかになります。考えが起きたことに気づいたら、考えをストップして、作用を心に映し観察することに戻ります。

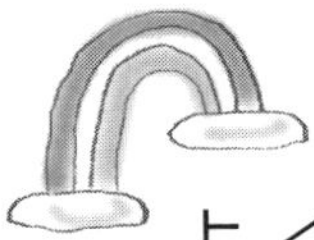

〈実践1〉
より深いマインドフルネス瞑想法

4章に述べた「叡智的自己」として生活するためには、より深いマインドフルネスの実践が必要です。日々実践していただきたいマインドフルネス実践の方法を述べます。自己洞察瞑想法をさらに深めて実践したい方は、〈実践2〉を参照しながら実践してください。

【叡智的自己の基礎実践＝基本的自己洞察】

すべての人に推奨したい共通の基礎実践です。うつ病や不安障害など「心の病気」にまで進行した問題を改善するための自己洞察瞑想療法（ＳＩＭＴ）は、別著に書きました。それほど深刻化した人でなく、自分の成長や心の病気の予防のため、あるいはうつ病などの再発防止のため、よりよく人生を味わうための深い精神の洞察には、次のように実践することをおすすめします。

自己洞察の実践は、「ゆっくり呼吸法」、「自然の呼吸観察法」（第2章参照）をしながら瞑想します。できれば毎日するのがよいのですが、こうした習慣のない方が急に習慣化するのは難しいかもしれません。

焦らず、効果を実感しながら、週に2～3回くらいから始めて、徐々に回数を増やし、最終的に毎日実践できるようになれば、大きな効果を発揮するでしょう。

まず、呼吸法を行なう時間の目標を決めます。こうした瞑想や呼吸法を初めて実践される方は、1日に5～10分くらいを目安にするとよいでしょう。慣れてくれば、無理のない範囲で徐々に時間を伸ばしてください。

場所は落ち着ける場所、たとえば自宅の寝室などの集中しやすい一人になれる場所がよいでしょう。慣れてくればトイレの中でもよいでしょうし、大きな公園のベンチなどでもできるようになります。

基本的に座って行ないますが、正座でもあぐらでも、椅子に座っても構いません。どの場合にも、必要以上に意識することはありませんが、背筋を伸ばすようにします。

そして、原則として目は開いて行ないます。見ることの洞察のためです。

原則として、自分は世界のさまざまなものごとを底のほうで受け入れている器であると感じます。あるいは、世界を鏡のように映しているように感じます。目の前のものを見て、呼吸を意識しています。目の前のものを対象的に離して観察するのではなくて、意識の底の鏡が映し出すように観察するのです。

自分は、世界を外から見ている統一点ではありません。世界を立体的に包む包容面です。意識されたものはすべてその表現です。

そのつもりで、最初は〈実践2〉の【叡智的自己洞察実践①】〈作用と対象の洞察〉を実践しましょう（217ページ〜）。さらに〈実践2〉のさまざまなことを洞察します。重要なのは、言葉で考えて理解するのではないということです。

慣れてくればちょっとした空き時間にもできます。バスや電車を待つ間にも、風景や音が心の鏡に映っています。歩くときにも自分の外に風景があるのではなく、心の器に入り鏡に映ります。

自己洞察瞑想療法では、こういう精神状態を現実社会での悩みの真相を理解することに応用します。

【叡智的自己の行動実践＝行動的自己洞察】

基礎実践で洞察した精神の在り方を日常生活の行動中にも実行します。呼吸法はしなくてよいです。対面する人も出来事も、自分と対立するものととらえず、すべて自分の根底の器に包んで、映されたものとイメージします。この自己観・世界観で行動していきます。

現われる人、ものごとは自分の価値の実現のために意味あるものです。後述の「〈実践3〉毎日を清々しく生きるために」にある、びくともしない人生の価値をいくつかしっかりと持ち、見失わず、スムーズに「価値実現の反応パターン」を習慣的に行動していきます。

行動実践において、叡智的自己の洞察瞑想をおすすめするのには訳があります。叡智的自己においては、現われる人、ものごとはすべて価値の実現ために意味あるものですから、価値崩壊の反応パターンをとりにくいからです。

仕事中に、あるいはプライベートで、何かの刺激（つらいこと、いやなこと、いやな思い出など）があっても、価値行動を見失わないで行動します。

たとえば、会議中にある問題の対策に自分の意見と対立する意見が出たようなとき、イライラや怒りを感じたとしても、それを受け入れて、相手の意見に耳を傾け、問題点を整理し、冷静に議論をしてよりよい対策を考えます。感情的になって席を立ったり、暴言を吐いたりしません。

また、買い物に行くときや旅行するときには車の運転をします。こういうときのマインドフルネスは、運転（＝価値実現）の進行中に、関係のないことは考えず、運転そのものに集中します。思考の渦に入りません。結果として、過失や事故を起こしにくいのです。

人と会うときや、会議、パーティなどに参加するときには、コミュニケーションに全力をあげます。

●対人関係時のポイント

①　人との対話中にはその会話に神経を研ぎ澄ます。
②　相手に失礼のないように振る舞う。
③　見栄や自己顕示欲を抑制し、常に主催者の立場を尊重する。
④　みなでいっしょに創造価値、体験価値を共有していると心得る。
⑤　自分の生き方に自信を持ち、他人をうらやまない。

〈実践2〉自分を好きになるためのエクササイズ

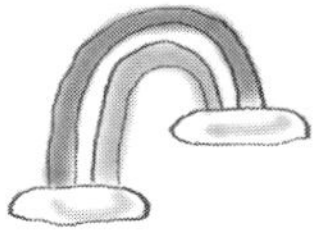

自分を好きになるためには、自分についてよく知り理解して、つらいことがあっても迷わない、悩まないことが必要でしょう。「今、ここ」の自分の心を観察し洞察していくという方法によって、自分の心のあり様をよく知ることができます。

現代社会のさまざまな事象については科学的に理解しているつもりの私たちが、一番大切なはずの自分自身についてはよくわからないというのは不可解なことであり、非合理なことです。

自分を洞察して、そこで得られた哲学を実践し生活すれば、人生における苦しみや悩みから、かなり解放されるでしょう。そして、家族のため社会のためになる価値を発見して行動を起こせば、生きがいを感じることでしょう。

さあ、自己洞察の探求に参りましょう。ただし、読むだけではいけませんよ。実際に洞察実践して、現実の生活の場に活かしてください。

自己を知るための基本的な自己洞察法

マインドフルネスで人間的に成長するためには、自分についてよく知った上でマインドフルネスの自己洞察法を実践しましょう。方向のないマインドフルネスを実践しては、浅いところをぐるぐる回るだけになります。

自己についての理解を深めて、それに導かれながら深く自分を探求していきましょう。西田哲学など、自分ということについての哲学実践として日本にはとても深いものがあるのは4章で紹介した通りです。

【叡智的自己洞察実践①】作用と対象の洞察

私たちの意識作用（ノエシス）は判断、感覚、思考、感情、欲求、本音などさまざまなものがあります。これらのすべてを総称して、本書では広義の「意識現象」といいます。意識現象にはノエマシス（作用側・主観側）とノエマ（表現された側・客観側）

とがあります。この両面は常に一体です。

意識作用（ノエシス）と表現された内容（ノエマ）との両面を含むのを広義の意識現象とします。狭義の意識現象は対象側（ノエマ）をさします。

作用によって作られたものを対象と呼びます。対象は客観側で作用は主観側です。対象は常に作用に包まれます。視覚作用は、映像を作る働きで、対象は映像です。聴覚作用も声や音が対象であり、そのような音を作り出す働きが聴覚作用です。思考作用は主観側で、言語によって表わされた思考の内容が対象です。

まずは、作用と対象を洞察します。呼吸法をしながら実際に観察してみましょう。

① 存在を判断し言語表現する作用

山や川などの自然、生物、建造物など自分の外にあるかのように見える自然界の物について、「あれは山である」という判断をする作用があります。主語になるものは自然界の物ですが、判断という意識作用の内部にあります。判断作用の特徴は、内在の対象を一見外にあるかのように思えるものを言語表現します。

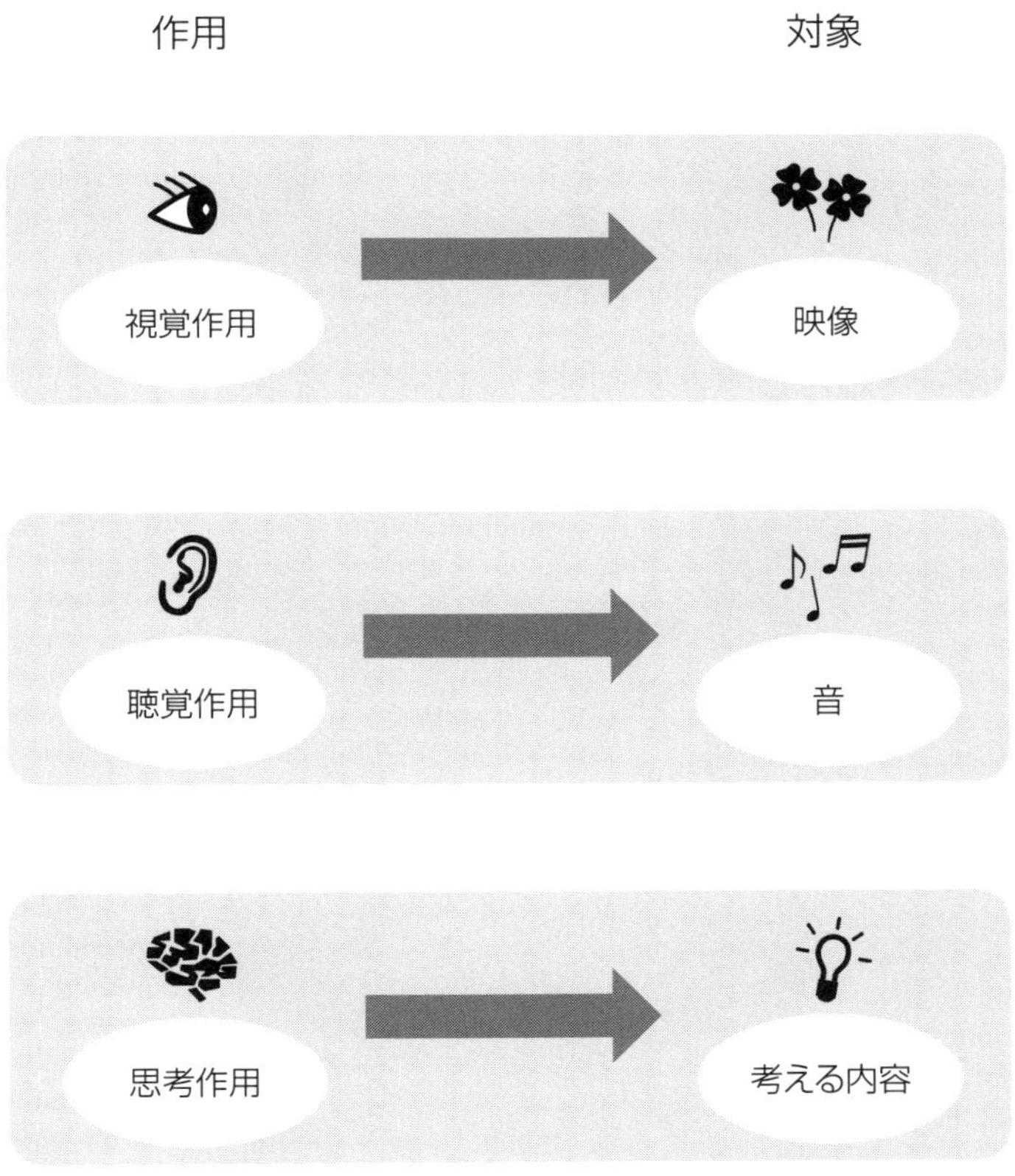

図 5-1　作用と対象について

② **視覚作用と映像**

前の物が見えています。視覚作用が作るのは映像です。奥に映像を作る作用が働いています。意識面にある映像が対象です。

③ **聴覚作用と音**

音が聞こえてきています。内奥の心の場に《音を作る働き＝聴覚作用》が働いているので、音が作られて意識面に《音》が現われています。

④ **思考作用と考えられた内容**

呼吸法をしているときに、考え（思考）が動き出すのがわかります。内奥の心の場に《考え、言葉、イメージを作る働き、作用》が働いているのを、意識面に持ち出すと《考え、言葉、イメージ》が現われていることが観察されます。

【叡智的自己洞察実践②】意識現象の階層の洞察

意識現象、意識作用には階層があります。次のように観察しましょう。

第1段＝対象を知る。ことさら観察する意識（志向）を起こさなくても意識されるものがあります。つまり、種々の作用（外部や内部の感覚を感じる作用や思考された内容など）の意識面に現われる映像、音、言葉や概念などです。総称して、影、対象と言います。第2段の作用で作られたものです。

第2段＝第1段の意識される影（対象）を作る種々の作用（第2段）です。内的知覚作用、外的知覚作用や思考作用などがあります。

【叡智的自己洞察実践①】〔作用と対象の洞察〕の記述に沿って、作用の意識と作用の階層性を観察してください。

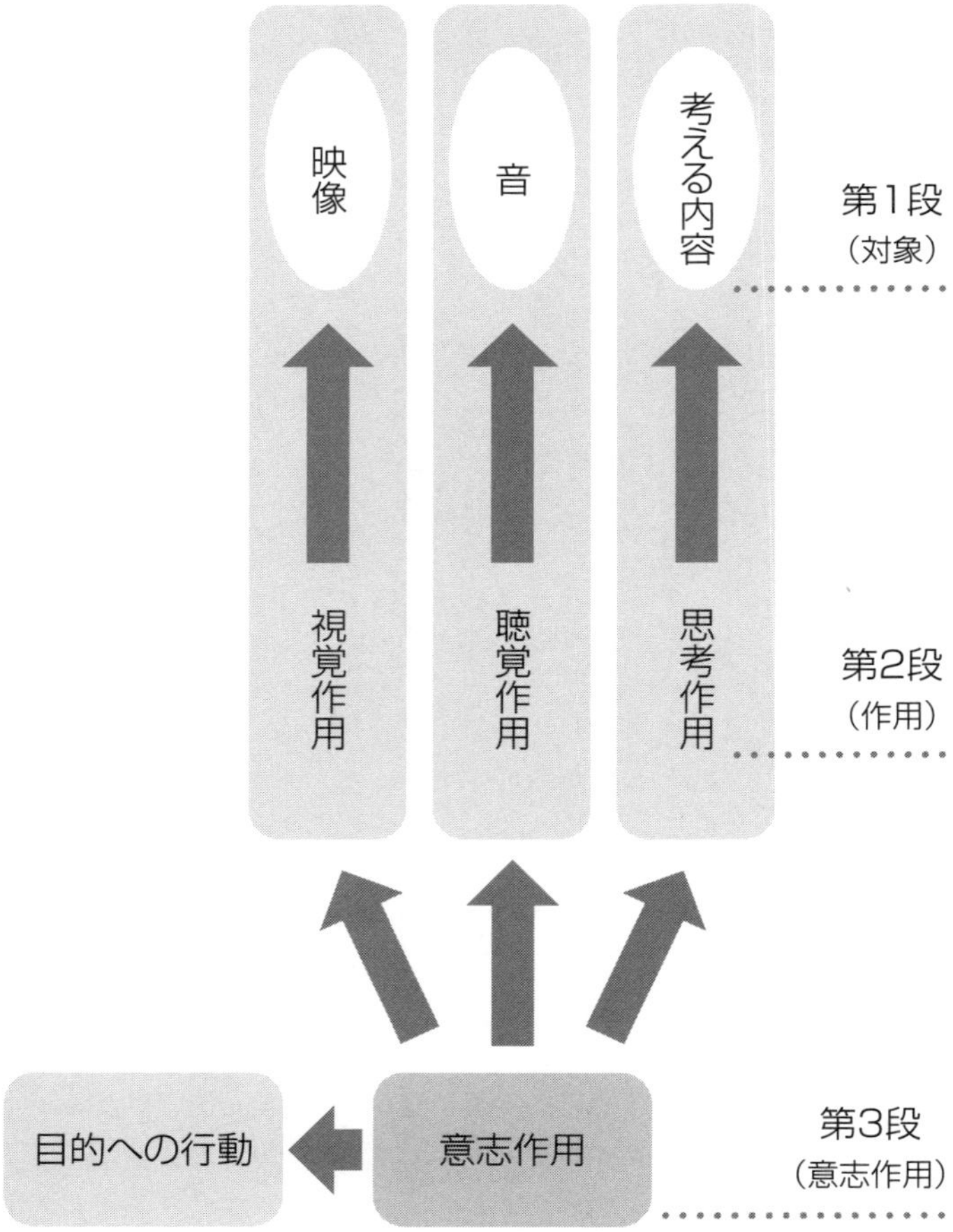

図 5-2　意識現象の階層

第3段＝意志作用。第1段と第2段の種々の対象（影）や作用を対象として意識する作用がありますね。さまざまな意識作用を意識する作用です。自分のすべての意識を観察して自分の今の活動全体を総合的にコントロールして目的への行動をする意識作用で意志作用といいます。意志作用が働いていることを現在進行形で観察します。感覚や思考よりも深い作用です。

【叡智的自己洞察実践③】意志作用の洞察

意志作用については4章に述べました。意志作用を知って、現実の家庭生活、職業生活、対人の場で活かします。

〈実践1〉の行動的自己洞察を実践して、意志作用をよく観察します。意志作用による行動とは、仕事の成功、精神的な成長など何か目的を持つ行動ですね。実際に実行し始めると、意志作用が働いていることがわかります。一つの作業（目的）を30分ほどして、今の作業はこの程度にして、ほかの作業（目的）を思いついてその行動に移ることがありますが、それも意志作用が働いています。

せっかく自己洞察法を開始しても、眠ってしまったり何かの考えに没頭した状態になると、その間は意志作用が働いていません。それに気づいて、また目的を思い浮かべて自己洞察法を再開すれば、また意志作用が動きます。または、立ち上がって何かをしようと決意すると、新たな意志的行動に移ります。

作業中にはつらいこと、不愉快なことが起り得ますが、そんなときは衝動的行動に移らないように、自分の大切な価値を思い浮かべます。不愉快なことをいつまでもつかまえているのではなく、価値実現に向けての意志的行動を起すときであると決意し、よき対策を検討して選択して実行します。**この「決意→対策検討→選択→実行」は、その瞬間に即座に行ないます。**そのように心得て、意志作用のトレーニングを繰返してください。

なぜなら、人と応対していて不愉快になり、暴言をぶつけたり、職場放棄をしたりした後で、よき対策を検討して選択して実行するなんて遅いからです。不愉快になったその瞬間に、衝動的行動をとらずに、その瞬間、よき対策を検討して選択して実行するのが意志作用なのです。

【叡智的自己洞察実践④】叡智的直観の洞察

直観的見方（直観的な叡智）のトレーニングをします。基本的自己洞察の一部の時間を直観の実習にあてます。そして、毎日、すべての生活行動のときにも、直観で見て行動します。

種々の作用や意志作用も、それらが対象とするものも、すべてが内奥の自己が作る影であると見るのが直観です。すべての意識現象は自分が表現したものです。

直観は思考ではわかりにくいでしょう。トレーニングしなければ直観が働くようになりません。**自己も本音もない、対立するものがない最も内奥の場所的立場から見る、判断するのが直観的な叡智です。直観的な叡智によって自己（自我）なくして意志し、行為するのが叡智的自己です。実践を続けていくと、直観は生涯向上し続けます。**

①　すべて意識されるものは自己の中の影と見る

存在するもの（対象）、働くもの（作用、および作用するものを包み働く自己）のすべてを、自ら無にして自己の中に自己を映すもの（最も内奥の真の自己）の影と見ることを「直観」といいます。落ち着いた環境で、そのように直観を洞察します。そして、行動時にも直観で行動します。

② 自己なくして見る、聞く、考える、行動する

見えるものも、聞こえる音も、浮かんでくる思考も、対象的方向に対象的なるものと見ず、自己自身の作った影、表現であると見ます。対象的な独断的・自己中心的な評価的判断、本音に気づき、価値実現的行動を選択します。

③ 対象的な意志作用から自他不二的な直観へ

見る、聞くなどの「外部知覚作用」、「身体反応」、症状などを知る「内部知覚作用」、「思考作用」、「感情」、「衝動的欲求」、「意志的決意」など、種々の作用が働いていて、それらが作るものを意識します。それを対象的に見て価値実現の行動を選択するのは意志作用ですが、直観においては、種々の作用を対象的に見る意志ではなく

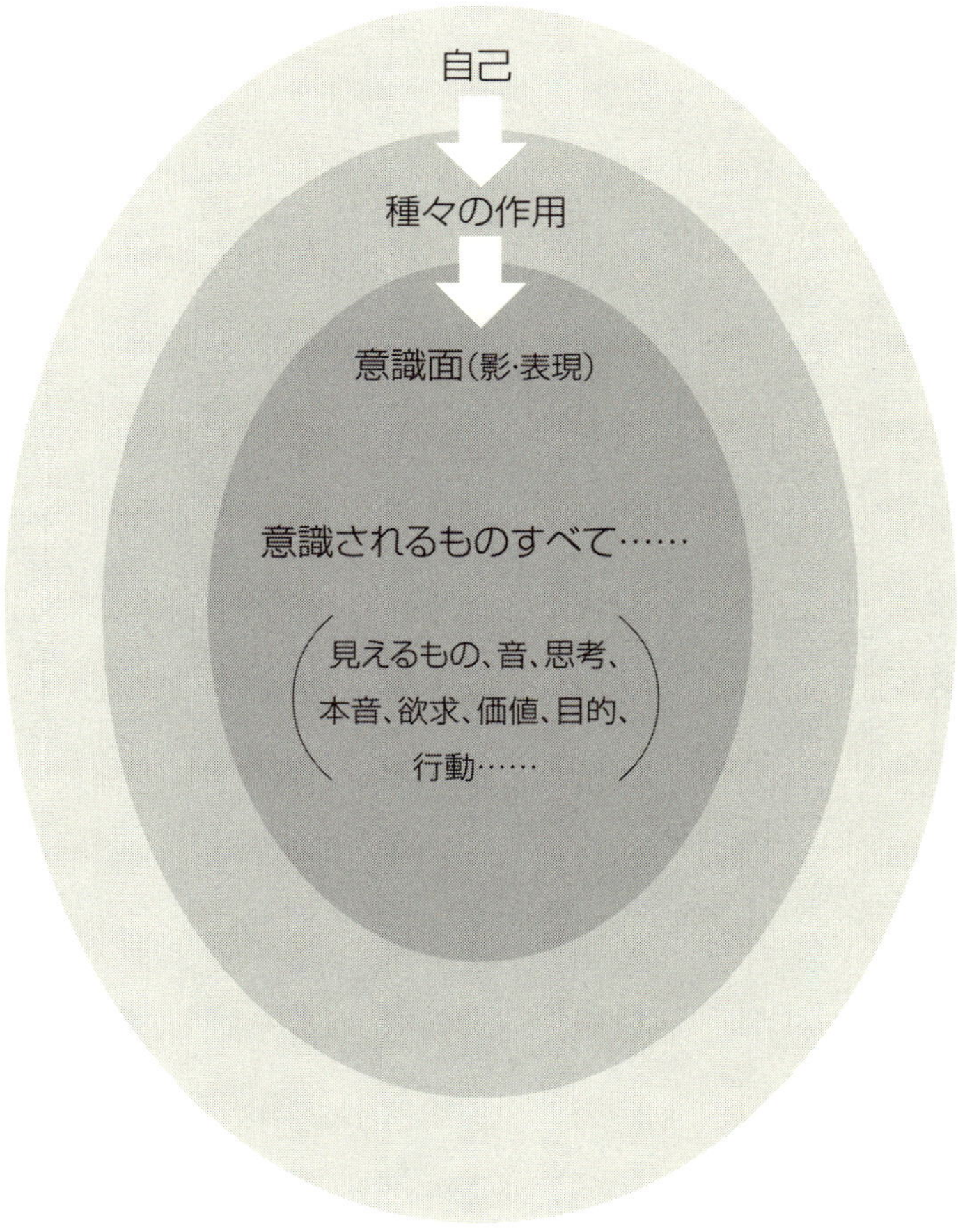
自己
種々の作用
意識面（影･表現）
意識されるものすべて……
見えるもの、音、思考、
本音、欲求、価値、目的、
行動……

図 5-3　直観とは

なります。自己自身の心の場所の中にすべてがあって価値実現の行動がなされています。

直観のトレーニング実践

A）内奥の心の場所を観察

落ち着いた環境で、直観のトレーニングを実行します。「ゆっくり呼吸法」か「自然の呼吸観察法」を行ないます。心の深いところから呼吸が現われているのを感じます。

今の瞬間の自己の内奥（映す鏡であり包む器のような）の心の場を広げておきます。その心の場所にすべての作用も影も映っています。

その心の中に起きる《映す作用、作る働き》とその作用によって意識面に《映された影、作られた影》を意識します。奥底の心の場所において起きる作用とその作用が作る影を意識面に映していると見ます。

直観の働きそのもの（ノエシス）は見えません。ただ作られた影（ノエマ）が見えています。自己の働きと一体のものです。自分が価値として選択した領域、場所でその瞬間にも価値実現に向かって自己自身の働きが作った影（ノエマ）が見えています。

B）現実生活の場所で直観の実践

①人と会っているときも仕事のときも、価値実現の行動のときです。直観で見て行動します。心を器のように広げて、意識されるものをそのまま映しています。存在するもの（意識されるもの、見えるもの、音、痛み、しびれ、不安など）、働くもの（作用）で意識されるもの、すべてを、自己において（自己の場所の今の瞬間に、現在進行形で）自ら無にして（本音でじゃませずに）自己の中に自己の影を映しています。自己を没して（本音を動かさない、対象的に見ないで）います。対象と作用に自己が分かれておらず、自己の場所において、対象・作用・場所が一つです。すべて、自己の働きが作った映像です。

②独断的・自己中心的な評価的判断（本音）もなく見ている自己もなく、あるものがあるがままに直接見られるとき、究極の直観ということができます。このあり

様に近い心の状況になって、呼吸法をして行動します。見えるもの、音がありま す。目の前に人がいます。思考が起こり、消えています。自己自身の映像です。

③ 呼吸法の最中に、あるいは対人場面で、不快事象を感じても、「不快」の評価をしません。あるがままです。直観ということは見る者（自己、見られるものと対立した自己）なくして見るということです。意志作用も見られる種々のものを統合する対象的な作用も見られません。しかし、本音を立てて苦しい思考をしません。

④ こうしているとき、価値実現の反応が持続しています。価値は崩壊していません。それを見る自分というものなく直接知っています。

⑤ 対象的に見るのは自己ではありません。自己なくして見ています。意識現象、現実に意識されるものは自己の映像、表現です。その事象が起きている瞬間において自己が自己を没しています。しかし、自己を意識すると本音が現われます。すべての本音がなければ、真の事実というものが見られるのです。

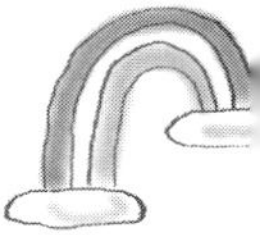

〈実践3〉毎日を清々しく生きるために

これまで、自分のさまざまな意識現象、作用、自己について学びました。静かに観察して自分についてずいぶんわかってきたでしょう。それでも、静かな環境ではわかったつもりでも、家族や職場、地域などでの現実の場面でその自分がうまく発揮できていなければ、学んだことが活かされていないということです。叡智的自己は現実ではどのように生活するのでしょうか。

価値確認の自己洞察

4章で「七つの生きがい領域」と「4種の価値」について学びました。叡智的自己は、いくつかの価値を確実に持っているものです。確認しておきましょう。

社会的に成功を収めたり、才能を開花させて有名になったり、順調に生きていた人が、急に逆境に陥ることがあります。家族不和になったり、うつ病になったり、自殺したりすることがあります。

さまざまな理由があり、一概には言えませんが、そういう人は意志的自己的側面が強く、叡智的自己的ではなかったのかもしれません。叡智的自己的であっても、その頼りとしていた価値がおびやかされた場合も考えられるでしょう。

真に叡智的自己的な人は、いくつかの価値をしっかりと持っており、複数の価値の順位もついているものです。

叡智的自己の確認は、次のことを明確にします。

① 人生において重要な価値はどれか
② 重要な領域は、みな価値実現の反応パターンをとっているか
③ 4種の価値と七つの生きがい領域のどれにあたるか
④ 重要な価値がゆらいでいないか、それが失われても大丈夫か
⑤ どういう意味で大丈夫なのか。別の価値があるからか、精神的にしっかりと覚悟できているからか

価値実現がうまくいかないとき

たいていの人がいくつかの価値を実現して、喜びを感じて生きがいを持っています。ところが、非常に重要と思っている価値において、それをうまく実現できない状態になったらどうなるでしょうか。

日本人に多いのは、価値は発見できているのに、実現できないでなるうつ病、不安障害のようです。自分なりの価値を持っている人が多いので、価値の確認、再確認をして、その価値実現、目的実現の意志作用をうまく行使できれば、精神疾患にならず、なっても治ることが多いと思うのです。

ふだんから、これを確認していないと、いざというときに、重要でない領域でのつまずきなのに、大騒ぎして悩み、重要な価値があることを忘れてしまうこともあるので、しっかり確認するようにしましょう。

価値を発見できない場合にも、長引くとうつ病になることもあるでしょう。この場合には、うつ病の症状緩和と価値発見の援助が必要になります。どうしても、見つからないようであれば、マインドフルネスの探求をしてみませんか。色々なマインドフルネスがあり、参加できます。学術的な研究会もあります。「日本マインドフルライフ協会」、「日本マインドフルネス精神療法協会」、「マインドフルネス総合研究所」などのホームページを参照してください。

日本マインドフルライフ協会ホームページ　http://mindful-life.org/

日本マインドフルネス精神療法協会ホームページ

http://mindful-therapy.sakura.ne.jp/

マインドフルネス総合研究所ホームページ　http://mindfulness.jp/

七つの生きがい領域

次の七つの領域のどれを生きがい、価値としますか。たいていの方は、優先順位の違うもので、二つ以上あるでしょう。

表 5-1　七つの生きがい領域

①【家族・子育て】	「現在の家族の平和を維持したい」「家族と平和に暮らせるようになりたい」「家庭を破壊したくない」「家族の不和を解決したい」「子どもをうまく育てたい」「虐待しそうであるがしたくない」
②【結婚・恋愛】	「現在の結婚生活を維持したい」「結婚したい」「離婚したい」
③【対人関係】	「今の友人関係を続けたい」「友人が欲しい」
④【仕事・家事】	「今の仕事を続けたい」「職場に復帰したい」「仕事に復帰できなくても、家事ができ、買い物に行けるようになりたい」
⑤【教育】	「不登校を解消したい」「進学したい」「勉強を続けたい」
⑥【趣味・社会活動】	「ひきこもりを解消したい」「社会に出られるようになりたい」「他者の苦悩解決を支援する活動に従事したい」「ボランティア活動、社会貢献活動をしたい」
⑦【精神面の成長】	「自分をよく知りたい」「自己評価を高めたい」「苦悩解決のために自信をつけたい」「再発しないための自信をつけたい」「生死観を確立したい」「病気（がんなど）がありながらも強く生きてきたい」「自己存在の意味について知りたい」

4種の人生価値

七つの領域は、それぞれが4種の価値のうちどれに該当しますか。一つのことが、2種以上の価値に該当することもあります。その場合は、「主たる価値」と「副次的価値」とすればいいでしょう。

たとえば、子育ては、主たる価値は存在価値であり副次的価値が創造価値ですが、そのことが同時にさまざまな場所、幼児教育の施設や学校などへの参加の機会を与えてくれます。もう一つの副次的価値として、そういう体験価値があります。

価値をリストアップして、優先順位をつけます。この作業は、頭の中でやってもいいですが、表に書いてみることをおすすめします。ほとんどの人に、価値は複数あります。そして仕事の場合も、契約・勤務先が二つ以上あるなら、別の価値になります。状況によって、捨ててもいいのならば、優先順位が低いのです。**ただし、価値や優先**

表 5-2　4 種の価値実現

創造価値	社会のために何かを提供することで生きがい、喜びを感じること。
体験価値	社会から何かを提供されることで生きがい、喜びを感じること。
態度価値	創造価値や体験価値を遂行する時々刻々の対人関係や日常生活の行為において、ある態度を取ることに喜びを得る。それ以外に、深刻な出来事、たとえば、自己の死や不治の病、障害、愛する人の死など避けることのできない運命に対して、それを受け容れる際に、苦難にあっても、どんな態度をとるかという人間の尊厳の価値。これに生きる意味を見出す。
存在価値	かけがえのない人格として自己、家族のために生きることに生きがいを見出す。この生を享けたことの喜び、絶対に包まれている喜び。七つの生きがい領域の①②⑦に関係するでしょう。

表 5-3　私の価値確認

「七つの生きがい領域」私の場合「4種の価値」のどれか	
A　4種の価値（創造、体験、態度、存在それぞれの価値の優先順位） B　重要度（高、中、低） C　期待と現実のギャップ（大、中、小）	
①【家族・子育て】	A B C
②【結婚・恋愛】	A B C
③【対人関係】	A B C
④【仕事・家事】	A B C
⑤【教育】	A B C
⑥【趣味・社会活動】	A B C
⑦【精神面の成長】	A B C

順位は、固定したものではなくて、年月の経過や家族環境の変化によって、価値も優先順位も変化していきます。

家族に関連した領域は、たいていの人にとって存在価値の優先順位が高いでしょう。家族との関係で体験・創造価値のギャップが小さくなって、課題として優先順位が低くなった場合には、態度価値の優先順位が高くなるでしょう。

ぜひ、実際に記入してみてください。

価値は時々見直す

前述したように、成功したかに見えていた人がうつ病になったり、自殺したり、犯罪を起したり、家族を心の病気に追い込んだり、家庭を崩壊させたりなど、不幸な状況になってしまうことがあります。

それは、優先順位の高い価値をおろそかにしたり、優先順位の低い価値であるのに、それに執着してしまい、態度価値を考慮せず、適切な行動をしなかったためであると言えます。

優先順位の低いもので不本意な状況になっても、執着せずに、失ってもかまわないという覚悟が不幸になることを防ぎます。最も大切なものは、存在価値でしょう。家族や自分の存在価値を守ることを大切にして、生きていくのです。呼吸法の中で時々、存在価値を確認します。

深いマインドフルネス

最後に、これまで取り上げた問題とはまた違った、三つの苦悩について言及して、この本を終えたいと思います。それぞれに、誰もが生きていく限りは直面せざるを得ない苦悩であり、叡智的自己にも人生の試練があることを示しています。しかし、私たちは、そのような苦境をも乗り越え、自らの生命の「今、ここ」を充実させて生きていくことができるはずです

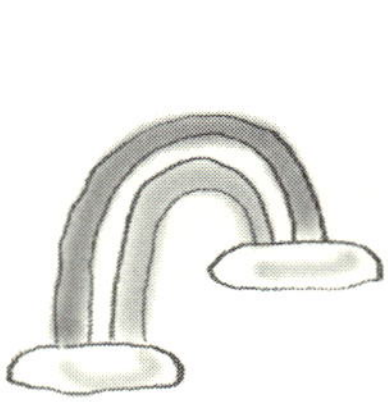

がんの告知、死の恐怖・不安

人は自分とは無関係に外部世界があると感じがちであると、これまで繰り返し述べてきました。自らの死について意識するとき、価値や意味にあふれている自分が損なわれれば、つまり自分が消滅すれば（元々、意味も価値も持たない）外部世界も消滅する、

と考えがちです。自分もそれを取り巻く世界も、すべての存在が消滅して無に帰してしまう……そこに、底なしの恐怖を感じるのが死の不安だと思います。

しかしながら、これまで説明してきた叡智的自己は、自分も外部世界も同一と見ます。意識的にではなく、無意識的に自分の存在が外部世界に包まれた状態です。つまり、自分を対象的に見ることがありません。

叡智的自己においては、思考の対象にした自分は真の自分ではないのです。自己は、意志作用を越えて底にあり、もう思考の対象にはなりません。世界を包み、世界に包まれています。自らの行為、命も包まれています。そう自覚することができれば、死の不安や恐怖も変わってくるはずです。仮に自らの命が消滅しても、自分が価値や意味を見出してきた世界は残り、続いていくはずだからです。

将来、もしもがんの告知を受けたとしても、世界に包まれていると自覚できれば、自分のしたい価値を実現し、残りの人生を精一杯生き抜くことができるようになるでしょう。さらに、ご紹介してきた瞑想は、副交感神経を活性化し免疫力を高めるので、特に取り組んでいただきたい習慣です。

それでも、不安や苦しみが消えない場合、自分は絶対に包まれているものという究極の自他不二の哲学があります。この場合の他とは絶対者です。神、仏と呼ばれるものの存在を信じることでしょう。ここからは宗教的なレベルのマインドフルネスであって、本書の範囲を超えます。しかし、宗教的な探究、あるいは探究を通して得た救済が、人間の避けて通れない深い苦しみの解消に役立つこともまた間違いないでしょう。

愛する人を亡くした苦悩

愛する人を亡くした苦悩は、言うまでもなくとても深く、大きいものです。親の死、あるいは逆縁、長年連れ添った伴侶や無二の親友の死。こうした苦悩、あるいは喪失感は、古今東西の作家たちが、繰り返し普遍的なモチーフとして作品に反映してきました。読者の中にも、最愛の方を失って、悲嘆に暮れている方がいらっしゃるかもしれません。

私たちは、こうした苦悩を、どのように乗り越えることが可能でしょうか。西田は、心理的なものの奥に叡智的自己があると言っています。フランクルは身体的、心理的なものの奥に精神的なものがあると言います。人格は身体・心・精神の統一体です（『人間とは何か』V・E・フランクル　山田邦男監訳　春秋社　447頁）。精神は西田の言う叡智的自己にあたるでしょう。これは意志作用を超えていますので、思考の対象になりません。

人を愛する気持ちは、言葉ではどうしても正確には説明できないものです。私たちが人を愛するとき、身体的・心理的部分だけを愛するのではありません。対象的な思考では認識できないものを愛しているものです。親子や夫婦の愛は、相手の存在そのものを奥底から包む働きです。

身体、心理は目前にあるもので、時間と空間の制約を受けます。ところが、愛する人が目の前にいなくても、その人の愛に包まれているという実感を感じることができます。愛は時間と空間を超越しているのです。遠くにいても自分を包む愛を感じることができますし、仮に相手が亡くなっていても愛し続けることはもちろん、愛されていると感じることもできます。

また、過去は保管されていると西田幾多郎やフランクルは述べています。西田は、「過去の事実も真理としてはこの世界に保たれるのである、この故に我々は過去の事実を幾度も想起することができるのである」（巻4－35頁）と言うのです。亡くなった人の過去も現在に保管されています。フランクルは、こう言います。

「過去に生じたすべての善いもの、すべての美しいものは、過去の中に確実に保存されている。しかし、他方では、どのような罪や悪もまだ——一生を通じて——『救われうる』のである。」（『人間とは何か』92頁）

私たちはこの世からいなくなった人を悼みます。そして同時に、今もその人のことを時間と空間を越えて、偲ぶことができます。

亡くなったことを嘆き続けることも、「喪《も》の作業」として大切なことです。しかし、愛する人と共に生きた、時間を共有できたことの幸福を思い、その足跡が、今もなお現在に保管されていることを感じつつ、前を向いて生きていけないでしょうか。

良心の責め苦

誰かの死の際に、なすべきことをしなかったとか、してはならないことをしてしまったと自分を責めることがあります。仕事のために親の死に目に会えなかったということは現在でもよく聞く話ですし、老親の介護を長年してきたけれど、亡くなってみれば後悔ばかり、という話もよく耳にします。

良心は自己を不完全としてどこまでも理想を求めることであり、良心が強くなればなるほど、自己を悪と感ずるのです（巻5－172頁）。夏目漱石の『こころ』の「先生」も、良心の呵責から自ら命を絶ってしまいます。いくら叡智的に生きる人間であっても、良心が強くなればなるほど精神が休まりません。どうしたら休まるのでしょうか。

西田によれば、真に自己の根底を見て解脱すると、善悪がないのだと言います（巻5－171頁）。フランクルも同様のことを言っています。どのような罪も救われうると。宗教的な解脱によって、自己の根底は善悪なく救済されているというならば、それに習うことができます。自分の良心で自分を責めることをやめて、そのエネルギーを家族や社会に尽くすことに向けるのです。

自分で自分を裁くことはやめて、自分を包み生かしている「もの」にまかせるのです。それが、結果的に、自らもよりよく生きていくことにつながるのではないでしょうか。

CHECK SHEET

自分を好きになるためのチェックシート

自分を好きになるためには、家族のためになっているとか、社会参加によって、生きがいや喜びを感じることが必要です。自分と家族が生きがいや喜びを持って生活していることをチェックします。

キーポイントは、七つの生きがい領域のうちあなたが重要であると考える領域で、あなたが受け入れ、あるいは受け入れられているかということです。今は満足できない状態でも、その方向へ到達するような道筋を見て、そこへのステップを登るように努力しましょう。

□	時間に追われず、時間を主体的に使っている。
□	「自分は○○だ」と決めつけて、自分を嫌ったり責めていない。
□	自分の価値を明確に意識している。
□	現在、生きがい（価値）を感じているものがある。
□	生きがいの重要度、優先順位がある。
□	生きがいを「七つの生きがい領域」と「4 種の人生価値」で確認できる。
□	生きがいは複数あり、一つが達成されてなくなっても大丈夫だ。
□	長期的な生きがいと、短期的な生きがいの両方を持っている。
□	家族と自分自身の存在価値を最も重要としている。
□	配偶者、子どもについて不安はあまりない。
□	家庭は居心地がいい。
□	家族も、居心地がよさそう。

おわりに

前著では、うつ病や不安障害の方がそれを治すための実践的マインドフルネスについて書きました。本書は、心の問題に悩むすべての方に向けて、やや間口を広げた内容を書きました。

矛盾するようですが、その分、本書の内容はやや高度なものになったかもしれません。前著のマインドフルネスの自己洞察の手法は、西田哲学でいう「意志的自己」の自覚を応用したものですが、本書は、意志的自己はもちろん、主に4章、5章で、さらに深い「叡智的自己」にまで言及しています。

また、3章でマインドフルネスの概略などにも触れましたので、タイトルの通り、「マインドフルネス入門」としては、格好の書になったと思います。

さて、もっと深いマインドフルネスがあります。本書で幾度も取り上げた、西田幾多郎やV・E・フランクルは、自己の根底の究極は、実は自他も、善悪もないのだと言います。しかしそれは、まったくの空虚な状態ではなく、「あるものがあるがままにある」状態です。

マインドフルネスの視点から見ると、こういう状態を「究極のマインドフルネス」だと言うことができます。

罪もなく、良心の責めもなく、死の不安もなく、苦が受容されていて、究極のアクセプタンスも起きています。

そしてマインドフルネスには、もう一つの局面があるのでした。他者のために尽くすということです。これは、究極の受動的マインドフルネスとアクセプタンスを基礎にして、自分の生きがいを外部世界に創造し、社会のために働く、能動的かつ創造的マインドフルネスと言えるでしょう。

宗教や学問からは深い自己探求が失われていると、竹村牧男氏が『西田幾多郎と仏教』（大東出版社）に書きましたが、それでも、芸術家は深く自己を探求し続けてきました。

それは今も日本文化のさまざまな領域に見られます。

鈴木大拙や仏教学者の一部がそれを紹介しています。能の世阿弥、茶の千利休、俳句の松尾芭蕉、その他に小説、詩歌、絵画・陶芸などの高橋新吉、永田耕衣、夏目漱石、宮澤賢治、川端康成、志賀直哉、東山魁夷、河井寛次郎、精神科医の神谷美恵子、森田正馬……などなど、日本には深い自己を探求した人々が多勢いました。

医学や科学がどれほど発達しようと、さまざまな精神的な問題が解決されていない現代において、マインドフルネスは、大変豊かな可能性を秘めていると思います。

最後に、この本がみなさんの心の悩みの解決の一助となり、「今、ここ」に生きてあることの素晴らしさを再確認することに寄与できれば、それほど嬉しいことはありません。

根気よく、呼吸法や瞑想を続けていただき、その効果を実感しながら、よりよい毎日を過ごしていただければと願います。

筆の運びの遅い筆者が短期間に本書を出版できました背景には、清流出版の古満温さんの的確なリードと原稿整理のお手伝いがあったおかげです。末筆ながら、ここに深く感謝いたします。

大田健次郎（おおた・けんじろう）●1945年、宮崎県生まれ。一般社団法人日本マインドフルネス精神療法協会代表、特定非営利活動法人マインドフルネス総合研究所代表、日本マインドフルライフ協会理事。マインドフルネス精神療法士。一橋大学商学部卒業、花園大学大学院修士課程修了。自らのうつ病を坐禅などで治した経験をもとに、マインドフルネス心理療法の「自己洞察瞑想療法」を開発。1993年から、うつ病などの支援活動を行なう。現在は、カウンセラーなど後進の育成、メンタルヘルスに関する講演活動などにも力を入れている。著書に『うつ・不安障害を治すマインドフルネス』（佼成出版社）などがある。

一般社団法人日本マインドフルネス精神療法協会　http://mindful-therapy.sakura.ne.jp/
特定非営利活動法人マインドフルネス総合研究所　http://mindfulness.jp/

不安、ストレスが消える心の鍛え方 **マインドフルネス入門**

2014年7月31日発行［初版第1刷発行］

著者　大田健次郎

発行者　藤木健太郎

発行所　清流出版株式会社
東京都千代田区神田神保町3-7-1 〒101-0051
電話 03（3288）5405
振替 00130-0-770500
http://www.seiryupub.co.jp/
（編集担当　古満　温）

印刷・製本　大日本印刷株式会社

乱丁・落丁本はお取り替え致します。

ISBN 978-4-86029-419-9